守护大脑

让健康生活逆转脑小血管病

李慧娟　　主审

阮恒芳　陆正齐　　主编

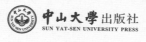 中山大学出版社
SUN YAT-SEN UNIVERSITY PRESS

·广州·

图书在版编目（CIP）数据

守护大脑：让健康生活逆转脑小血管病 / 阮恒芳，陆正齐主编 . -- 广州：中山大学出版社，2024. 12.

ISBN 978-7-306-08325-8

Ⅰ．R743

中国国家版本馆 CIP 数据核字第 2024WV4880 号

SHOUHU DANAO：RANG JIANKANG SHENGHUO NIZHUAN NAOXIAOXUEGUAN BING

出　版　人：王天琪
策划编辑：鲁佳慧
责任编辑：麦颖晖
封面设计：曾　婷
责任校对：凌巧桢
责任技编：靳晓虹
出版发行：中山大学出版社
电　　话：编辑部　020-84110283，84111996，84111997，84113349
　　　　　　发行部　020-84111998，84111981，84111160
地　　址：广州市新港西路 135 号
邮　　编：510275　　　　　传　真：020-84036565
网　　址：http://www.zsup.com.cn　　E-mail：zdcbs@mail.sysu.edu.cn
印　刷　者：广州一龙印刷有限公司
规　　格：787mm×1092mm　1/16　9.75 印张　150 千字
版次印次：2024 年 12 月第 1 版　　2024 年 12 月第 1 次印刷
定　　价：58.00 元

如发现本书因印装质量影响阅读，请与出版社发行部联系调换

编委会

主　　审：李慧娟

主　　编：阮恒芳　　陆正齐

副 主 编：刘　萍　　樊　萍

参编人员（按姓氏拼音排序）：

　　　　　　贾佳欣　　廖金池　　刘三鑫　　卢婷婷

　　　　　　秦　冰　　沈利平　　文　科　　杨石美

　　　　　　詹馥芳　　左梦云

绘　　图：罗心如　　李敏菲

前　言

　　脑小血管病是指各种病因影响脑内小动脉及其远端分支、微动脉、毛细血管、微静脉和小静脉所导致的一系列临床、影像、病理综合征。脑小血管病是一种全身性、全脑性的重大慢性疾病，其发病率占脑血管病的20%，可导致40%的痴呆和25%的卒中。脑小血管病除了可能造成认知障碍、痴呆和卒中，还可能造成二便障碍、步态障碍及慢性或隐匿进展的情感、行为、人格障碍等。脑小血管病的发病率随年龄增长而增高，且在老年人群中该病的发病率高于卒中，约80%的65岁以上老年人和几乎所有90岁以上的老年人都有脑小血管病的临床或影像学表现。由此可见，脑小血管病已经成为导致老年人认知障碍和痴呆、情感障碍、二便障碍和生活能力下降的主要原因，这将在人口老龄化日益严重的新形势下为家庭和社会带来沉重的疾病负担及经济负担。

　　目前，针对脑小血管病的治疗措施疗效有限，大部分干预方法仍处于研究阶段，且没有特异性的治疗措施。事实上，脑小血管病并非不可防控，改变生活方式是预防和控制该疾病的最简便、有效的途径。适当的健康生活方式管理可以显著降低患病风险，并改善患者的生活质量。健康生活方式是指有益于健康的习惯化的行为方式，包括生活有规律、适当运动、合理饮食、缓解压力、规律睡眠、戒烟限酒及尽量避免暴露于污染环境中等。

本书向读者介绍一系列科学有效的健康生活方式，包括饮食、运动、睡眠、心理调适等方面的管理方法，帮助读者预防和控制脑小血管病。

在本书中，我们通过专业的知识和实用的经验，向读者介绍脑小血管病的基本知识、发病机制、检查与诊断方法、常见症状和治疗护理措施。我们从生活方式角度，设置饮食、运动、睡眠、情绪等自我测评板块，让读者了解自身健康水平，剖析常见不良生活方式给疾病发生发展带来的影响。我们还提供一系列科学的健康生活方式管理建议，帮助读者建立合理膳食、科学运动、健康睡眠和保持良好心理状态的健康生活方式。

本书以健康信念模式为理论框架，以脑血管疾病三级预防、《中国脑小血管病诊治指南 2020》和《中国脑小血管病诊治专家共识 2021》为指导，以脑健康管理的国内外研究现状为背景，以患者自我测评及客观评估结果为依据，图文并茂，内容充实具体，简明实用。我们希望读者阅读本书后能够更好地了解脑小血管病，掌握科学有效的健康生活方式管理方法，从而更好地预防或控制脑小血管病的发展。我们相信，只要大家采取积极行动，改正不健康的生活方式，大家将拥有更健康、更美好的生活。

最后，我们要感谢所有为本书提供支持和帮助的人们，特别是那些在脑小血管病领域做出杰出贡献的医疗护理专家、科研人员和患者。没有大家的努力和奉献，本书将无法完稿。

希望每位读者都能从本书中获得有益的知识和启发，实现健康生活方式管理！

阮恒芳　陆正齐

2024 年 5 月

目 录

·第一章·
认识脑小血管病

第一节　您了解脑小血管病吗

一、什么是脑小血管病

　　脑小血管是指脑表面和脑深部的直径较小的血管，包括脑内小动脉（直径 40 ～ 200 μm）及其远端分支、微动脉、毛细血管、微静脉和小静脉，它们构成了脑组织血供的基本单位，对脑功能的维持起着重要作用。目前对于脑小血管的定义更为宽泛，不仅包括上述小血管，还包括这些小血管周围 2 ～ 5 mm 的脑实质和蛛网膜下腔内的血管结构（图 1-1）。脑小血管病（cerebral small vessel disease，CSVD）是指上述小血管的各种病变所导致的一系列临床、影像、病理综合征。脑小血管病的诊断主要依靠神经影像学，临床表现异质性较大，可造成运动、认知、情感及二便障碍等一系列问题，显著增加卒中、血管性痴呆和阿尔茨海默病（Alzheimer's disease，AD）等疾病的发生风险，是亟待解决的健康问题。

　　如果将脑小血管病按照发病机制和病因进行细分，可分为以下 6 种类型。

　　Ⅰ型：小动脉硬化性脑小血管病，该型最常见，是年龄和血管危险因

由大脑皮层进入深部脑组织的穿支动脉

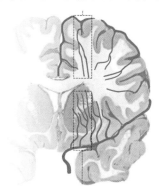

大脑动脉环向深部脑组织发出分支

图 1-1　脑小血管的起源与分布

资料来源：WARDLAW J M, SMITH C, DICHGANS M. Mechanisms of sporadic cerebral small vessel disease: insights from neuroimaging [J]. The lancet neurology, 2013, 12（5）: 483-497.

素相关性脑小血管病。常见的危险因素有高龄、糖尿病与高血压。

Ⅱ型：散发性或遗传性脑淀粉样血管病（cerebral amyloid angiopathy，CAA），此类型也较为常见。

Ⅲ型：遗传性脑小血管病，最常见的是伴有皮质下梗死和白质脑病的常染色体显性遗传性脑动脉病（cerebral autosomal dominant arteriopathy with subcortical infarcts and leukoencephalopathy，CADASIL）和常染色体隐性遗传性脑动脉病（cerebral autosomal recessive arteriopathy with subcortical infarcts and leukoencephalopathy，CARASIL）。

Ⅳ型：炎症或免疫介导性脑小血管病，如脑淀粉样血管病相关炎症（cerebral amyloid angiopathy-related inflammation，CAA-RI）、Susac 综合征、原发性或继发性中枢神经系统血管炎。

Ⅴ型：静脉胶原化疾病。

Ⅵ型：其他小血管病。

其中，小动脉硬化性脑小血管病以及脑淀粉样血管病与年龄增长相关。

二、脑小血管病的影像和临床表现

很多人会在头颅计算机体层扫描（computed tomography，CT）和 / 或磁共振成像（magnetic resonance imaging，MRI）检查的检查报告上发现"腔隙性脑梗死""脑白质疏松""多发性缺血变性灶""脑萎缩"等字样，这些描述都属于脑小血管病的影像学特征。根据 2023 年发布的第二版脑小血管病神经影像国际标准（Standards for Reporting Vascular Changes on Neuroimaging 2，STRIVE-2），脑小血管病主要的影像学特征包括：近期皮层下小梗死（recent small subcortical infarct，RSSI）、假定血管源性腔隙（lacune of presumed vascular origin，LPVO）、假定血管源性脑白质高信号（white matter hyperintensity of presumed vascular origin，WMH）、血管周围间隙（perivascular space，PVS）、脑微出血（cerebral microbleed，CMB）、脑皮质表面铁沉积（cortical superficial siderosis，cSS）和皮层微梗死（cortical cerebral microinfarct，CMI）（图 1-2）。脑小血管病影像学上还可出现脑萎缩（brain atrophy，BA）和偶发弥散加权（diffusion weighted imaging，DWI）阳性病变。这些影像学上的表现对脑小血管病的诊断非常重要，但并非 CT 或 MRI 上出现这些影像改变时便一定会出现脑小血管病的相关临床症状。在疾病的早期，可不出现临床症状，随着疾病的进展，症状才会慢慢出现并加重。

脑小血管病的临床表现异质性较大，分为急性缺血性脑小血管病和慢性脑小血管病。急性缺血性脑小血管病表现为特定的腔隙综合征；慢性脑小血管病可无临床症状，多依靠影像学检查诊断。与慢性脑小血管病显著相关的影像学特征主要是脑白质高信号、腔隙和脑萎缩。脑白质高信号与认知障碍、步态异常、情感障碍及二便障碍密切相关，是脑小血管病最重要的影像学特征之一。随着脑小血管病逐渐加重，患者可出现认知障碍、运动障碍、情感障碍、睡眠障碍和二便障碍等症状的加重（图 1-3）。

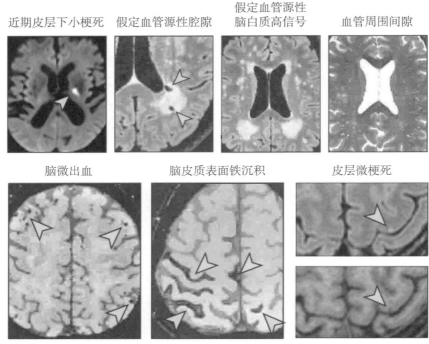

近期皮层下小梗死　假定血管源性腔隙　假定血管源性脑白质高信号　血管周围间隙

脑微出血　脑皮质表面铁沉积　皮层微梗死

图1-2　第二版脑小血管病神经影像国际标准（STRIVE-2）

资料来源：DUERING M, BIESSELS G J, BRODTMANN A, et al. Neuroimaging standards for research into small vessel disease-advances since 2013 [J]. The lancet neurology, 2023, 22（7）: 602-618.

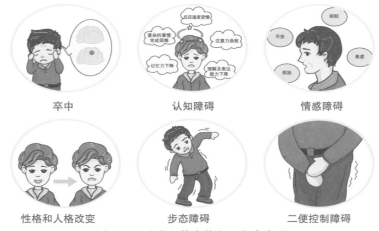

卒中　认知障碍　情感障碍

性格和人格改变　步态障碍　二便控制障碍

图1-3　脑小血管病的主要临床表现

根据疾病进程，可将脑小血管病的临床表现分为初期、中期和晚期，其相应表现见表1-1。

表1-1 脑小血管病各期临床表现

临床表现	初期	中期	晚期
认知表现	轻度认知（如执行能力、注意力、位置移动能力等）障碍，仅能通过认知测试检测发现	临床明显认知功能减退，尚未达痴呆程度（血管性皮质下轻度认知障碍）	痴呆伴记忆力减退（皮质下血管性痴呆）
情绪	抑郁症状	抑郁症	未评估
括约肌功能	正常至出现紧迫感	小便失禁发作	完全小便失禁，有时伴有大便失禁
步态	正常至步态缓慢、步态不稳	步态失调	卧床不起
假性延髓体征	不存在	吞咽障碍、构音障碍	严重吞咽障碍（须行胃管营养治疗），说话不自然或难以理解
日常生活能力	生活独立，可能出现轻微日常器械使用困难	功能性损伤，出现可观察到的器械使用困难，可能出现基础日常生活困难	完全失去自主生活能力

三、患脑小血管病的概率有多少

脑小血管病的发病率与年龄呈正相关。年龄越大，患脑小血管病的概率越大。脑小血管病在老年人中高度流行，约80%的65岁以上老年人和几乎所有90岁以上的老年人都有脑小血管病的临床或影像学表现。

目前还缺少全人群脑小血管病整体患病情况的研究调查结果。根据国内外的队列研究和社区人群调查结果等流行病学资料，脑小血管病不同临床和影像学表现在人群里的发生率如下：

脑小血管病的发病率与年龄呈正相关，60～70岁的人群中，87%存在皮质下 WMH，68% 存在脑室周围 WMH；而在 80～90 岁的人群中，100% 存在皮质下 WMH，95% 存在脑室周围 WMH。脑微出血在 45～50 岁人群中的发生率约为 6%，而在 80 岁及以上人群中的发生率可达 36%。血管周围间隙的发生率高达 79.9%。根据卒中分型，我国小动脉闭塞所致的脑小血管病约占缺血性卒中病因的 30%。脑小血管病引起的卒中的复发率略低于由大血管动脉粥样硬化引起的卒中，脑小血管病合并高血压 1 年卒中复发率为 14%，不合并高血压者复发率为 9.3%。

由此可见，脑小血管病在人群里广泛存在，是常见的影响脑健康的疾病。广大中老年人都需要警惕脑小血管病的发生。

四、可能引发脑小血管病的因素

脑血管病的危险因素指的是经流行病学研究证明的与脑血管疾病的发生和发展有直接关联的因素。脑小血管病的危险因素比较多，分为不可干预的危险因素和可干预的危险因素两类（表 1–2）。在众多危险因素中，高血压是最明确、最重要的可干预的危险因素。

表 1–2　脑小血管病的危险因素

分类	内容
不可干预因素	高龄、遗传因素； 性别与种族因素（目前尚有争议）
可干预因素	高血压及血压变异性； 吸烟； 糖尿病； 阻塞性睡眠呼吸暂停； 慢性阻塞性肺疾病； 慢性肾功能不全； 高脂血症； 高同型半胱氨酸血症

五、脑小血管病常用的检查方法有哪些

当出现头晕、头痛、智能减退、步态不稳、老年人出现持续的情绪低落等脑小血管病的常见症状，或者在体检等情况下头颅 CT 或 MRI 发现脑小血管病的影像学改变，都建议患者前往神经内科门诊咨询和就诊。医生会根据患者的症状及是否存在脑小血管病的危险因素（如高血压、高脂血症、糖尿病等）和家族史，给患者安排合适的检查，并对其进行相关的神经功能评估，从而明确诊断（图 1-4，表 1-3）。

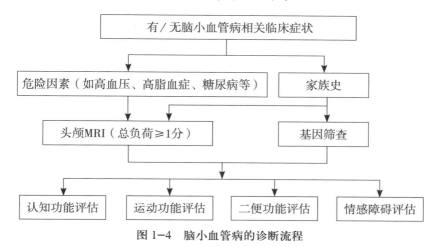

图 1-4　脑小血管病的诊断流程

资料来源：中国研究型医院学会脑小血管病专业委员会《中国脑小血管病诊治专家共识》编写组，胡文立，黄勇华，等. 中国脑小血管病诊治专家共识 2021 ［J］. 中国卒中杂志，2021，16（7）：716-726.

表 1-3　脑小血管病检查和评估方法

检查方法	具体内容
危险因素筛查	动态血压和动态心电图、糖耐量试验、糖化血红蛋白及血同型半胱氨酸检测、多导睡眠监测等
病因筛查	基因检测，如 *NOTCH3*、*HTRA1*、*α-GAL*、*TREX1* 基因等；腰椎穿刺、PET 等检查明确脑组织内淀粉样蛋白的沉积情况；考虑血管炎可能时须行风湿免疫指标检测

续表1–3

检查方法	具体内容
临床症状评估	认知功能：MMSE、MoCA及血管性痴呆评估量表，记忆力、执行能力、注意力及视空间结构功能等认知域评估量表； 运动功能：TUG测试、Tinetti平衡与步态量表及简易体能测试量表、三维步态分析系统； 情绪障碍：焦虑和抑郁临床评估量表； 睡眠障碍：睡眠量表和多导睡眠监测等； 二便障碍：尿便功能调查问卷、尿流动力学检查等
影像学评估	头颅MRI，包括T_1WI、T_2WI、DWI、FLAIR等序列；头颅CT

注：PET，positron emission tomography，正电子发射体层摄影；MMSE，mini-mental state examination，简易智力状态检查量表；MoCA，Montreal cognitive assessment，蒙特利尔认知评估量表；TUG，timed up and go test，起立—步行测验；T_1WI，T_1 weighted image，T_1加权成像；T_2WI，T_2 weighted image，T_2加权成像；DWI，diffusion weighted imaging，偶发弥散加权；FLAIR，fluid attenuated inversion recovery sequence，液体抑制反转恢复序列。

在影像学定量方面，脑小血管病 MRI 总分，又称脑小血管病总负荷评分（CSVD Burden 评分），可以预测认知功能、缺血性卒中的复发概率及脑出血严重性，CSVD Burden 评分为 0 ～ 4 分。根据 WMH Fazekas 分级法，中脑室旁 WMH 达到 3 级和（或）深部 WMH 达 2 级或 3 级，CSVD Burden 记 1 分；基底节区血管周围间隙 ≥ 10 个，CSVD Burden 记 1 分；存在脑微出血，CSVD Burden 记 1 分；存在腔隙性脑梗死，CSVD Burden 记 1 分。该量表专业性较强，须由专业人员根据患者的病情进行评估。

六、脑小血管病的主要治疗方法

脑小血管病目前没有特异性的治疗措施，主要治疗方法包括危险因素控制、急性脑小血管病对症治疗、慢性脑小血管病相关治疗及潜在靶点干预（表1–4）。

表 1-4 脑小血管病的治疗方法

治疗	治疗方向	举例
危险因素控制	控制血压	选用减少血压变异性的药物，如长效钙通道阻滞剂和肾素-血管紧张素系统抑制剂
急性脑小血管病对症治疗	溶栓治疗	阿替普酶等
	降压治疗	降压药
	抗血小板治疗	阿司匹林、氯吡格雷和西洛他唑等
	抗凝治疗	华法林、达比加群、利伐沙班等
	降脂治疗	他汀类药物
慢性脑小血管病相关治疗	抗痴呆治疗	胆碱酯酶抑制剂：多奈哌齐、卡巴拉汀、加兰他敏； 非竞争性N-甲基-D-天冬氨酸受体拮抗剂：美金刚
潜在靶点干预	保护内皮功能	内皮素受体拮抗剂、一氧化氮供体、磷酸二酯酶5抑制剂、前列环素、干细胞治疗等
	调节血脑屏障	抗氧化剂和VEGF抗体
	抑制炎症反应	肠道菌群、米诺环素、B族维生素等
非药物治疗	改善生活方式	体育活动、适量的钠摄入量、地中海式饮食（充足的水果和蔬菜）、控制体重、戒烟、避免过度饮酒等
	认知训练	运动认知训练
	物理治疗	迷走神经刺激、神经调控技术、经颅磁刺激、针灸等

注：VEGF，vascular endothelial growth factor，血管内皮生长因子。

（卢婷婷 陆正齐）

第二节 衰老与脑小血管病

一、什么是衰老相关脑小血管病

衰老相关脑小血管病，又称为增龄相关性脑小血管病（age-related cerebral small vessel disease，ArCSVD），顾名思义即为随着年龄的增长而逐渐出现的脑小血管病，主要包括小动脉硬化性脑小血管病和脑淀粉样血管病（CAA）。

二、衰老给大脑带来的改变

随着年龄的增长，身体各个部位都开始衰退，大脑也一样。血管内皮细胞和神经细胞会随着年龄的增长而逐渐老化死亡，细胞和细胞之间连接和传递的速度逐渐减慢，神经系统出现相应的改变，表现为记忆力退化、理解能力及表达能力下降、反应迟钝、说话重复等（图 1-5）。

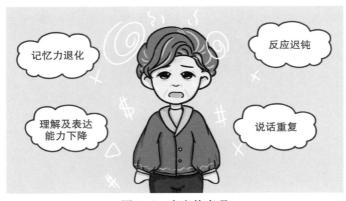

图 1-5 衰老的表现

1. 脑萎缩

随着年龄的增长，神经细胞逐渐死亡，导致大脑的体积逐渐缩小、质量逐渐减轻。年龄越大，脑萎缩的速度越快（图 1-6）。

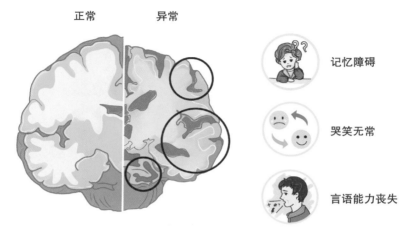

图 1-6　脑萎缩的表现

2. 神经递质的改变

神经递质可以影响人的记忆力、睡眠、情绪等，随着年龄的增长，参与神经递质合成与代谢的酶的活性逐渐降低，人便会出现记忆力减退、睡眠质量差、手抖、焦虑、抑郁等症状。

3. 自主神经的改变

自主神经主要分布在内脏，随着年龄的增长，自主神经功能紊乱或退化，从而导致胃口差、消化不良、便秘、小便困难或失禁、心慌等症状。

4. 神经传递的改变

随着细胞的衰老，神经元间的信号传递速度减慢，就会导致人的动作不协调、注意力不集中、灵活性减弱等。

三、衰老相关脑小血管病常用的检查方法

目前，对衰老相关脑小血管病的临床诊断主要依靠 MRI 检查及临床症

状评估。衰老相关脑小血管病的发病年龄一般在 50 岁以上，患者可主诉头晕、步态不稳、抑郁或认知减退等；MRI 上至少显示 1 个下述征象：脑白质高信号（Fazekas 评分 ≥ 2 分）、腔隙性脑梗死、扩大的血管周围间隙、脑微出血等。具体检查方法见本章第一节"五、脑小血管病常用的检查方法有哪些"。

四、衰老相关脑小血管病的主要治疗方法

衰老相关脑小血管病的治疗方法包括非特异性治疗及潜在靶点干预治疗。非特异性治疗包括控制血管危险因素、抗血小板治疗及静脉溶栓等。在潜在靶点干预治疗方面，最近研究结果提示，抗炎治疗对衰老相关脑小血管病或许有效；类固醇和 / 或环磷酰胺对 CAA 相关性炎症有效。随着研究者对衰老相关脑小血管病发病机制的进一步了解，未来可能会出现更多的治疗方法。

（刘三鑫）

第三节 遗传与脑小血管病

一、什么是遗传性脑小血管病

约 5% 的脑小血管病的发生归因于基因突变，这部分脑小血管病在临床上被称为遗传性脑小血管病（hereditary cerebral small vessel disease，hCSVD）。遗传性脑小血管病大致可以分为伴有皮质下梗死和白质脑病的常染色体显性遗传性脑动脉病（cerebral autosomal dominant arteriopathy with subcortical infarcts and leukoencephalopathy，CADASIL）、伴有皮质下梗死和白质脑病的常染色体隐性遗传性脑动脉病（cerebral autosomal recessive arteriopathy with subcortical infarcts and leukoencephalopathy，CARASIL）、伴卒中和白质脑病的组织蛋白酶 A 相关性动脉病（cathepsin A related arteriopathy with strokes and leukoencephalopathy，CARASAL）、法布里病、视网膜血管病伴白质脑病和多系统损害（retinal vasculopathy with cerebral leukoencephalopathy and systemic manifestations，RVCL-S）、*COL4A1/2* 相关脑小血管病等。本节重点介绍几个较为常见的遗传性脑小血管病。

1. CADASIL

CADASIL 是 *NOTCH3* 基因发生突变导致的常染色体显性遗传的脑小血管病。*NOTCH3* 基因编码的 NOTCH3 蛋白是一种跨膜受体蛋白，由胞外段、跨膜段、胞内段组成。其胞外段包含 34 个表皮生长因子（epidermal growth factor，EGF）样重复序列，每个 EGF 样重复序列有 6 个半胱氨酸残基，两两配对形成 3 个二硫键，由此构成 EGF 样重复序列的次级结构。*NOTCH3* 基因主要表达在血管系统，其在血管平滑肌的成熟及维持血管平滑肌正常功能等方面有着重要作用。迄今为止，研究人员在全球至少 500 个家系中发现了超过 150 种基因突变，其中 95% 为错义突变，主要发生在 *NOTCH3*

基因的第 2—24 号外显子，其他的基因突变类型包括小的框内缺失突变、剪切位点突变等。*NOTCH3* 基因发生突变后，原胞外段 EGF 样重复序列的半胱氨酸残基由原本的 6 个变成奇数个，打破二硫键的配对平衡，进而改变 NOTCH3 蛋白的构象，导致血管平滑肌功能异常，引起微小血管的血流动力学障碍，造成脑组织低灌注，从而导致腔隙性脑梗死、脑白质高信号等体征。

2. CARASIL

CARASIL 是 *HTRA1* 基因发生突变导致的脑小血管病。*HTRA1* 基因纯合突变引起转化生长因子 – β（transforming growth factor-β，TGF-β）信号通路异常，导致常染色体隐性遗传性脑小血管病；然而 *HTRA1* 杂合突变则可导致常染色体显性遗传性脑小血管病。在对 CARASIL 死亡患者的尸检中发现，患者脑和脊髓小血管出现内膜增生、玻璃样变性、管腔变窄等动脉硬化表现。值得注意的是，CARASIL 患者脑组织在电镜下并未发现颗粒嗜锇性物质（granular osmiophilic material，GOM）的存在，这是与 CADASIL 不一致的地方。

3. CARASAL

CARASAL 是 *CTSA* 基因突变引起的常染色体显性遗传病。*CTSA* 基因编码组织蛋白酶 A，该基因突变可影响其活性从而减少内皮素 –1 裂解，导致血管收缩及脑组织缺氧，表现出白质病变和顽固性高血压，多在 30 ～ 40 岁发病。

二、遗传性脑小血管病会遗传给子女吗

首先要明确的是，不是所有的遗传性脑小血管病都会遗传给子女。遗传性脑小血管病是否会遗传给子女与脑小血管病的种类及遗传方式有关。以 CADASIL 为例，由于该病为常染色体显性遗传病，如果夫妻两人都不患病，说明双方基因均未携带致病突变，那么子女是不患病的；如果夫妻中有一人患病，且基因型为显性纯合子，那么子代一定患病；如果夫妻中有一人患病，且基因型为杂合子，则子代有 50% 的可能性患病；如果夫妻

两人皆患病，且任意一方基因型为显性纯合子，则子代一定患病；如果夫妻两人患病，且基因型皆为杂合子，则子代有 75% 的可能性患病。而在 CARASIL 中，由于该病为常染色体隐性遗传病，当夫妻两人中有一方不携带致病基因突变，且正常一方基因型为显性纯合子，那么子代则不患病。想要知道所患脑小血管病是否会遗传给下一代，必须通过基因检测来确定。

总体来说，夫妻双方在备孕前进行相关遗传学检测，可以提前预测子女遗传性脑小血管病的患病概率。

三、遗传性脑小血管病的常见症状

hCSVD 常见的症状包括头痛、头晕、认知障碍、步态不稳等。

1. CADASIL

临床上表现为先兆性偏头痛、复发性卒中、精神症状及认知功能下降等。60% ～ 85% 的患者出现短暂性脑缺血发作和脑梗死；60% 的患者出现以执行功能受损为主的认知功能下降，并随年龄增长和卒中反复发作而恶化，最终进展为残疾和痴呆。MRI 可表现为双侧脑白质病变（颞极白质病变有提示意义）、腔隙性脑梗死、脑微出血、血管周围间隙扩大等。

2. CARASIL

临床上可表现为早发性脱发、严重腰背痛、进行性加重的痴呆和步态障碍，部分患者出现复发性腔隙性卒中、情绪异常、假性延髓性麻痹、脊椎病等。MRI 可表现为双侧弥漫性脑白质病变（颞极可受累）、腔隙性脑梗死、微出血，脊柱退变、椎间盘突出，腰椎受累明显。

3. CARASAL

临床上可表现为顽固性高血压、卒中、认知功能减退三联征，或者出现发作性头痛、步态异常、肌肉痉挛等症状。

四、遗传性脑小血管病的常用的检查方法

目前，遗传性脑小血管病的诊断"金标准"仍是基因检测，若患者存

在相应的基因突变，即可诊断为遗传性脑小血管病。在一些遗传性脑小血管病中，基因检测显示临床意义未明突变时，皮肤活检亦可作为诊断手段，如 CADASIL。此外，临床上的筛查性检测方法还有血常规检测、血同型半胱氨酸检测、25- 羟基维生素 D、MRI 检测等。

北京医学会罕见病分会遗传性脑小血管病全国协作组在 2022 年发布的《中国遗传性脑小血管病临床实践工作建议》中指出：

（1）当患者出现上述脑小血管病临床表现和影像学特征时，如果同时存在明确的家族史，无论是否存在脑小血管病危险因素，都应进行基因检测寻找有致病意义的基因变异。可参照图 1-7 流程进行诊断。

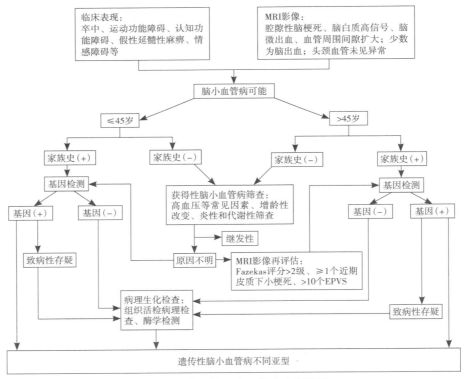

图 1-7 遗传性脑小血管病诊断流程

注：EPVS，enlarged perivascular space，血管周围间隙扩大。

资料来源：北京医学会罕见病分会，遗传性脑小血管病全国协作组. 中国遗传性脑小血管病临床实践工作建议［J］. 中华内科杂志，2022，61（8）：848-859.

（2）当青中年（≤ 45 岁）脑小血管疾病患者出现上述临床表现和影像学改变时，如果未合并常见脑血管病危险因素，应考虑进行基因检测寻找有致病意义的基因变异。

（3）当临床和影像学检查高度怀疑为遗传性脑小血管病，但基因检测结果意义未明时，组织活检病理检查和酶学检测可以协助诊断。

（4）基因检测方法既可对怀疑的致病基因进行 Sanger 一代测序，也可是全外显子二代测序。

（5）应当对遗传性脑小血管病患者的家庭成员进行遗传咨询。

五、遗传性脑小血管病的主要治疗方法

目前，遗传性脑小血管病的治疗方法主要是对症治疗和控制并发症，包括控制危险因素、改善脑功能、调节肠道菌群等。对于该病而言，预防有着极为重要的意义，其预防措施包括筛查、环境保护、携带者的检出和遗传咨询等方面。

（秦冰）

·第二章·
认识健康生活方式

第一节　您了解健康生活方式吗

一、生活方式包括什么内容

生活方式包括饮食、睡眠、运动、心理等方面。健康生活方式是指有益于健康的习惯化的行为方式，包括合理膳食、适量运动、戒烟限酒、作息规律、心理平衡、规律睡眠等（图2-1）。

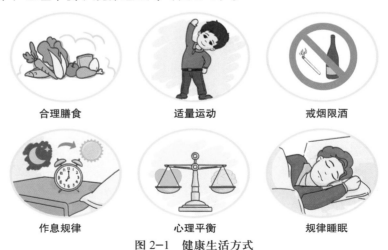

合理膳食　　　　　适量运动　　　　　戒烟限酒

作息规律　　　　　心理平衡　　　　　规律睡眠

图 2-1　健康生活方式

健康＝60%生活方式＋15%遗传因素＋10%社会因素＋8%医疗因素＋7%气候因素。

二、生活方式与脑小血管病有什么关系

生活方式与脑小血管病密切相关。不健康饮食或饮食不规律、久坐不动、吸烟、酗酒、熬夜、超长时间使用电子产品等不良生活方式均是引发脑血管疾病、糖尿病等慢性病的独立危险因素（图 2-2）。采用健康的生活方式对正常人群的疾病预防起关键作用，同时也可有效控制患病人群疾病的发展速度，延缓并发症的发生，从而提高生命质量。

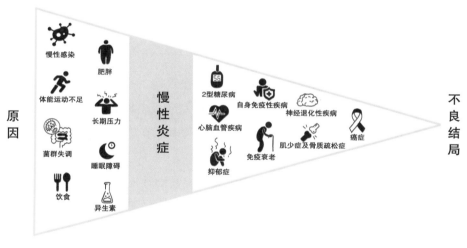

图 2-2　不健康生活方式的危害

1. 饮食

饮食会影响身体的炎症状态，过多摄入红肉、高盐、高脂、高淀粉等饮食方式会使机体长期处于慢性炎症状态，增加心脑血管疾病、癌症、糖尿病、抑郁症、自身免疫性疾病和退行性疾病等疾病风险。具体见第三章第一节"健康饮食"。

2. 运动

运动有强化骨骼和肌肉、促进心血管和代谢健康、改善呼吸系统、增

进食欲、减少肥胖等作用，同时能调节紧张焦虑情绪、减轻心理压力、改善失眠、培养坚毅的品格。通过运动控制体重、促进新陈代谢是改善健康、防治心脑血管疾病和代谢性疾病、降低痴呆发病和死亡风险的有效方法。具体见第三章第二节"规律运动"。

3. 睡眠

睡眠是人体大脑清理"垃圾"的重要途径，睡眠在调节内分泌、新陈代谢和机体炎性平衡方面发挥重要作用。规律、充足的睡眠能够保护大脑、消除疲劳，帮助恢复体力与精力。经常睡眠不足（每天睡眠不足6小时）可使人精神不振、注意力难以集中、记忆力减退、易烦躁、易激动等。长期（6个月以上）睡眠不足会破坏正常的昼夜节律，诱发炎性因子水平升高，从而引发肥胖，导致患高血糖、高血压、冠心病、脑血管病等慢性疾病的风险增高。具体见第三章第三节"健康睡眠"。

4. 吸烟

吸烟可以引起多种疾病，其中包括脑小血管病。香烟中的尼古丁可促使血管痉挛、加速大脑动脉的粥样硬化，并促进血小板的聚集，使血液更黏稠，导致小血管病变的产生。具体见第三章第五节"戒烟控酒"。

5. 饮酒

越来越多的研究结果表明，饮酒可能会导致动脉粥样硬化、血压升高、影响凝血物质和血小板、降低脑血流量等。具体见第三章第五节"戒烟控酒"。

（刘三鑫　阮恒芳）

第二节　您的生活方式健康吗

判断自我生活方式是否健康，您可以通过健康促进生活方式调查量表（表2-1）等工具进行自我评估，然后结合医疗专家的专业意见进行判断。

表 2-1　健康促进生活方式调查量表

指导语：以下问卷是关于生活方式或个人习惯的叙述，请按照自己最近的情形勾选（√）出最能代表您生活习惯的答案。"从不"代表从未做到此项行为；"有时"代表偶尔做到此项行为；"经常"代表大多数时候能做到此项行为；"总是"代表几乎都做到此项行为。

项目	勾选（√）出最能代表您的情况			
	从不＝1	有时＝2	经常＝3	总是＝4
1. 和我关系亲近的人谈论问题				
2. 选择低脂肪、低饱和脂肪酸和低胆固醇的食物				
3. 有任何不正常的症状和体征时向卫生专业人员咨询				
4. 遵循一个制订好的运动计划				
5. 每天睡足6～8小时				
6. 感觉我在积极地成长和改变				
7. 很容易称赞别人的成功				
8. 限制糖和含糖食物的食用				
9. 阅读有关健康促进的杂志				
10. 每周至少进行3次中高强度运动				
11. 每天找一些时间放松自己				
12. 相信我的人生是有目标的				

续表2-1

项目	勾选（✓）出最能代表您的情况			
	从不=1	有时=2	经常=3	总是=4
13. 维持有意义和有用的人际关系				
14. 每天吃面包、米饭、面食和谷类食物				
15. 向健康专业人员提问并理解他们的指导				
16. 参加一些低至中强度的身体运动				
17. 接受生活中我不能改变的事情				
18. 期盼未来				
19. 乐于和好朋友在一起				
20. 每天吃水果				
21. 当怀疑卫生专业人员的建议时，去寻求第二人的建议				
22. 参加一些娱乐活动				
23. 睡前想一些开心的事情				
24. 自己感到满足				
25. 发现自己容易给别人关心、温暖				
26. 每天吃蔬菜				
27. 与健康专业人员讨论健康问题				
28. 每周至少做3次伸展运动				
29. 用特殊方式缓解压力				
30. 为我人生的长期目标努力工作				
31. 感动我所关心的人或被他们所感动				
32. 每天喝牛奶或酸奶				
33. 至少每月仔细检视自己的身体1次				
34. 从日常生活中得到身体锻炼				
35. 适当地安排休假和旅游活动				
36. 每天都去发现有趣的和有挑战的事情				
37. 找到满足我亲密需要的方式				

续表2-1

项目	勾选（✓）出最能代表您的情况			
	从不=1	有时=2	经常=3	总是=4
38. 每天吃红肉、家禽、鱼、肝、豆类、鸡蛋和坚果				
39. 向卫生专业人员咨询如何自我保健				
40. 运动时会测量自己的心率				
41. 每天放松或沉思15～20分钟				
42. 我知道生命中什么对我是重要的				
43. 从我的人际网络中得到支持				
44. 阅读食品包装袋的食品标签				
45. 参加健康保健的教育课程或活动				
46. 运动时达到我的心率目标				
47. 控制自己的生活节奏以防止疲劳				
48. 认为和我有联系的人比我发展得好				
49. 通过商量和妥协的办法解决冲突				
50. 每天吃早餐				
51. 必要时寻求他人的指导或进行咨询				
52. 将自己置身于新的挑战中				

　　本量表共52个条目，可分为6个维度，分别为人际关系（9个条目）、营养（9个条目）、健康职责（9个条目）、体育运动（8个条目）、压力处理（8个条目）和自我实现（9个条目）。得分范围为52～208分，得分越高者，生活方式越健康。按照得分，可将生活方式健康程度分为4个等级：52～90分为差，91～129分为一般，130～169分为良好，170～208分为优，其中130～208分为健康的生活方式，52～129分为不健康的生活方式。

（刘三鑫　阮恒芳）

·第三章·
护脑行动——
健康生活管理

第一节　健康饮食

一、如何进行饮食自我测评

1. 您的饮食健康吗

2019 年,《柳叶刀》发布了全球饮食领域首个大规模研究报告——195 个国家和地区饮食结构造成的死亡率和疾病负担。研究结果显示:2017 年,全球死亡人数的 1/5 的死亡原因与不良饮食有关,相当于 1100 万人,而中国由不良饮食导致死亡的人数位居 195 个国家和地区首位!在 15 项不良饮食习惯中,导致死亡率最高的分别是高钠(盐)饮食、全谷物摄入不足和水果摄入不足。不健康的饮食是造成心血管疾病、卒中及其他慢性病发生和发展的重要原因。若想了解自身饮食结构是否健康,可使用受试者快速饮食评估 – 简化评估(Rapid Eating Assessment for Participants-Shortened Version,REAP-S,表 3–1)进行评价,REAP-S 根据不同的食品类型进行评估,能快速指出饮食的不良习惯和潜在缺点。通过评估膳食质量,估计脂肪、胆固醇、糖和肉类的摄入量,了解饮食是如何影响健康的。如饮食质量欠佳,建议及时、有针对性地进行调整,减少慢性病的发生概率。

表 3-1　受试者快速饮食评估－简化评估（REAP-S）

指导语：请根据平均每周完成下列事情的频率，选择最适合的选项。回答"经常"得1分，"有时"得2分，"很少／从不"得3分。

条目	经常	有时	很少／从不
1. 不吃早餐			
2. 外出餐厅吃饭（包括外卖）≥4次			
3. 每天吃少于2份全麦食品或高纤维淀粉（1份＝1片全麦厚吐司／1杯燕麦／3～4块全麦饼干／114 g糙米饭、全麦面食或土豆）			
4. 每天吃少于2份水果（1份＝114 g水果／1个中等大小水果／150 mL纯果汁）			
5. 每天吃少于2份蔬菜（1份＝114 g瓜果蔬菜／228 g生的叶菜）			
6. 每天吃或喝少于2份的牛奶、酸奶或奶酪（1份＝250 mL牛奶或酸奶／50 g奶酪或芝士）			
7. 每天吃多于227 g畜禽肉类或鱼类（85 g畜禽肉类相当于一副纸牌大小，相当于1个普通汉堡包／1个鸡胸或鸡大腿／1个猪排）			
8. 吃普通加工肉类（如腊肠、咸牛肉、热狗、香肠或培根）而不是低脂加工肉类（如烤牛肉、火鸡肉、瘦火腿）			
9. 吃油炸食品如炸鸡、炸鱼、薯条等			
10. 吃常规的薯片、玉米片、饼干、爆米花和坚果，而不是无盐坚果、低脂薯条或饼干、空气爆米花等			
11. 吃饭时在面包、土豆、米饭或蔬菜中添加黄油或人造黄油			
12. 吃糖果、蛋糕、曲奇、糕点、甜甜圈、松饼和巧克力频率＞2次／天			
13. 喝多于473 mL的汽水或果汁饮料（1罐＝355 mL）			

续表3-1

条目	经常	有时	很少/从不
14. 经常购买食材在家烹饪，而不是外食或者点外卖	□是　□否（不评分）		
15. 乐意去购买食材或做饭	□是　□否（不评分）		
结果	15～19分：饮食质量低； 20～29分：饮食质量中等； 30～39分：饮食质量高		

说明：高评分表示蔬菜水果和全谷物的摄入良好，加工肉类、含糖及油炸食品摄入少，疾病风险较低。反之，低评分者饮食质量较低，患心血管疾病及慢性病风险增加，亟需针对低分项目来改善饮食模式和习惯。

2. 您有营养不良吗

根据第七次全国人口普查结果，我国目前 60 岁及以上的老年人口有 2.64 亿，占比为 18.70%。营养不良是全球范围内老年人的主要健康问题，据统计，社区居住的老年人营养不良发生率为 0 ～ 4.9%，居住在养老院的老年人的营养不良发生率为 5.7% ～ 39%。因此，老年人的营养问题值得关注。不健康的饮食（如吃得过多或太少）及不合理饮食均可导致个体营养不良或营养风险增加，建议 60 岁及以上的老年人每年都到医院慢病专科或营养专科进行 1 次营养筛查和营养评定，检查项目包括膳食调查、人体测量、血液检查等。医护人员会根据检查结果做出营养诊断后制定个体化饮食营养方案。

3. 您有营养风险吗

营养风险实际上是与临床结局相关的风险，并非指"营养不良的风险"。医生可借助营养风险筛查工具判定患者是否存在"营养风险"。对有营养风险的患者，应给予规范化营养支持治疗，以改善患者的营养状况、临床结局、生活质量和成本效果比。只有改善临床结局，患者才能真正受益。

营养风险筛查是对患者进行营养支持治疗的前提，常用的筛查工具为营养风险筛查 2002（Nutrition Risk Screening 2002，NRS 2002），其是目前为止唯一以改善临床结局为目标的营养风险筛查工具。

NRS 2002（表3-2）适用于18～90岁且住院时间超过24小时的患者，其内容包括：①疾病严重程度评分（0～3分）；②营养状态受损程度评分（0～3分）；③年龄评分（≥70岁者，加1分）。NRS 2002总分为7分，得分≥3分的患者提示具有营养风险；入院筛查时NRS 2002得分<3分的患者虽暂时没有营养风险，但应每周重复筛查或在病情变化时重复筛查；患者一旦出现NRS 2002得分≥3分的情况，应立即进入营养支持治疗程序。

表3-2　住院患者营养风险筛查表（NRS 2002）

第一部分　首次营养风险筛查	评分
（1）BMI<18.5 kg/m² ［BMI=体重（kg）/身高的平方（m²）］	是□　否□
（2）患者在过去3个月内有体重下降吗	是□　否□
（3）患者在过去1周内有摄食减少吗	是□　否□
（4）患者有严重的疾病吗（如ICU治疗）	是□　否□
任意一问题回答"是"，则直接进入第二部分；如果所有问题均回答"否"，应每周复查1次	
第二部分　营养风险筛查（NRS 2002）	
评分一：疾病严重程度（在相应序号打钩）	
（1）营养需要量正常	0分
（2）需要量轻度增加：①糖尿病　②髋关节骨折　③慢性阻塞性肺疾病　④血液透析　⑤肝硬化　⑥一般肿瘤　⑦慢性疾病有急性并发症	1分
（3）需要量中度增加：①腹部大手术　②卒中　③重度肺炎　④血液恶性肿瘤	2分
（4）需要量明显增加：①颅脑损伤　②骨髓移植　③APACHE≥10分的ICU患者	3分
评分二：营养状态受损程度（在相应序号打钩）	
（1）正常营养状态	0分
（2）3个月内体重下降>5%或过去1周内进食量减少25%～50%	1分
（3）2个月内体重下降>5%或过去1周内进食量减少50%～75%	2分
（4）1个月内体重下降>5%（或3个月体重下降15%）或BMI<18.5 kg/m²或过去1周内进食量减少75%～100%	3分

续表3-2

第二部分　营养风险筛查（NRS 2002）	
评分三：年龄评分（在"□"打钩） 　　　　≥70□	1分
第二部分总分（3项评分之和）	
说明：（1）第二部分结果≥3分患者具有营养风险，需要营养干预或营养科会诊； 　　　　（2）第二部分结果<3分则每周重复筛查1次	

注：APACHE，acute physiology and chronic health evaluation，急性生理学和慢性健康状况评价。

4. 如何进行营养评定

对筛查出有营养风险的患者，可根据病情进行营养评定（nutritional assessment）：包括膳食评估（摄入食物性状、食欲、摄食量、摄食方式变化）、人体测量、实验指标、体能评价、综合营养评定，以确定营养不良的类型和程度，便于制订营养支持计划。日常生活中可通过测量体重、体质指数（body mass index，BMI）、小腿围等身体数据来进行简易的营养评定。

（1）体重。体重可直接反映人的营养状态，但应排除脱水或水肿等影响因素。测定方法为清晨起床，排空大小便，空腹，穿单衣裤，赤足立于体重计中心，读数，以千克为单位，精确到小数点后一位数字，测量3次取平均值。世界卫生组织规定：

$$男性标准体重 = [身高（cm）-80] \times 70\%$$

$$女性标准体重 = [身高（cm）-70] \times 60\%$$

标准体重正负10%为正常体重，正负10%～20%为过重或过轻，正负20%以上为肥胖或体重不足。1个月体重下降>5%，3个月体重下降>7.5%，6个月体重下降>10%，均提示严重营养不良。

（2）BMI。BMI是与体内脂肪总量密切相关的指标，主要反映全身性超重和肥胖，但不适用于未成年人、运动员、正在做重量训练者、怀孕或哺乳期女性、身体虚弱或久坐不动的老人。

$$BMI= 体重（kg）/ 身高的平方（m^2）$$

根据《居民体重管理核心知识（2024 年版）》，我国成年人 BMI 正常范围为 18.5 ～ 23.9 kg/m^2，BMI<18.5 kg/m^2，提示有营养风险，需寻求营养科医生的帮助。

一项基于英国临床实践研究数据库（clinical practice research datalink，CPRD）中 360 万人的大型队列研究，全面、综合地探索了 BMI 与全因死亡风险之间的联系，发现老年人的 BMI 和健康风险呈 U 型关系。老年人体重在正常范围内时，其各项健康风险都较低；老年人体重过低或过高时，其面临的健康风险便会增加。各年龄段的 BMI 在 23 ～ 25 kg/m^2 时，全因死亡风险最低（图 3-1）。

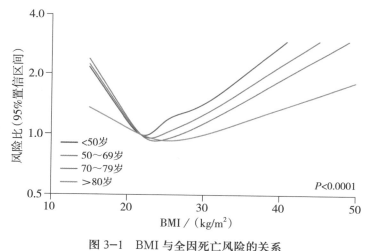

图 3-1　BMI 与全因死亡风险的关系

资料来源：BHASKARAN K，DOS-SANTOS-SILVA I, LEON D A，et al. Association of BMI with overall and cause-specific mortality：a population-based cohort study of 3.6 million adults in the UK ［J］. The lancet diabetes & endocrinology，2018, 6（12）：944–953.

（3）小腿围。小腿围可反映人体腿部肌肉及（皮下）脂肪水平。一般情况下，男性的小腿围小于 34 cm，女性的小腿围小于 33 cm 时，提示肌肉含量不足。

测量方法：患者取坐位，小腿与大腿呈 90° 直立踏地，两腿分开同肩宽，自然放松，将带尺在检测者小腿最粗处以水平位环绕一周计量，单位为厘米，精确到小数点后 1 位，测量 3 次取平均值。右利者测量左小腿，左利者测量右小腿，动态测量时测量同一小腿，下肢水肿时测量上臂围。

若无带尺，可采用"指环测试"替代测量小腿围（图 3-2）。测量者用自己双手的食指和拇指环绕非优势小腿最粗部位，如果测量到的小腿围刚好等于或小于指环围，患肌少症的风险就会增加。

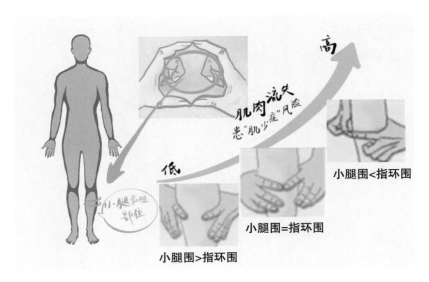

图 3-2 "指环测试"测量小腿围

二、什么是健康饮食及健康饮食模式

健康饮食强调多摄入蔬菜、水果、豆类、坚果、全谷物和鱼（每周 2 次，非油炸），少吃高胆固醇食物，勿吃得过咸，少吃火腿、香肠等加工肉类，少吃精米精面，少喝含糖饮料，拒绝反式脂肪酸。

《中国居民膳食指南（2022）》结合健康饮食理念提出了"平衡膳食八准则"（表 3-3）并更新了中国居民平衡膳食宝塔（图 3-3）。

表 3-3　平衡膳食八准则

平衡膳食八准则	核心推荐
准则一：食物多样，合理搭配	1. 坚持谷类为主的平衡膳食模式； 2. 每天的膳食应包含谷薯类、蔬菜、水果、畜禽肉蛋奶和豆类食物； 3. 平均每天摄入12种以上食物，每周25种以上，合理搭配； 4. 每天摄入谷薯类食物200～300 g，其中包含全谷物和杂豆类50～150 g，薯类50～100 g
准则二：吃动平衡，健康体重	1. 各年龄段人群都应天天进行身体活动，保持健康体重； 2. 食不过量，保持能量平衡； 3. 坚持日常身体活动，每周至少进行5天中等强度身体活动，累计150分钟以上，主动身体活动最好每天6000步； 4. 鼓励适当进行高强度有氧运动，加强抗阻运动，每周2～3天； 5. 减少久坐时间，每小时起来动一动
准则三：多吃蔬果、奶类、全谷、大豆	1. 蔬菜水果、全谷物和奶制品是平衡膳食的重要组成部分； 2. 餐餐有蔬菜，保证每天摄入不少于300 g新鲜蔬菜，其中深色蔬菜占1/2； 3. 天天吃水果，保证每天摄入200～350 g新鲜水果，果汁不能代替鲜果； 4. 吃各种各样的奶制品，摄入量相当于每天300 mL以上液态奶； 5. 经常吃全谷物、大豆制品，适量吃坚果
准则四：适量吃鱼、禽、蛋、瘦肉	1. 鱼、禽、蛋类和瘦肉摄入要适量，平均每天120～200 g； 2. 每周最好吃鱼2次或300～500 g，蛋类300～350 g，畜禽肉300～500 g； 3. 少吃深加工肉制品； 4. 鸡蛋营养丰富，吃鸡蛋不弃蛋黄； 5. 优先选择鱼，少吃肥肉、烟熏和腌制肉制品
准则五：少盐少油，控糖限酒	1. 培养清淡饮食习惯，少吃高盐和油炸食品。成年人每天摄入食盐不超过5 g，烹调油25～30 g； 2. 控制添加糖的摄入量，每天不超过50 g，最好控制在25 g以下； 3. 反式脂肪酸每天摄入量不超过2 g； 4. 不喝或少喝含糖饮料； 5. 儿童、青少年、孕妇、乳母以及慢性病患者不应饮酒。成年人如饮酒，一天饮用的酒精量不超过15 g

续表3-3

平衡膳食八准则	核心推荐
准则六：规律进餐，足量饮水	1. 合理安排一日三餐，定时定量，不漏餐，每天吃早餐； 2. 规律进餐、饮食适度，不暴饮暴食、不偏食挑食、不过度节食； 3. 足量饮水，少量多次。在温和气候条件下，低身体活动水平成年男性每天喝水1700 mL，成年女性每天喝水1500 mL； 4. 推荐喝白水或茶水，少喝或不喝含糖饮料，不用饮料代替白水
准则七：会烹会选，会看标签	1. 在生命的各个阶段都应做好健康膳食规划； 2. 认识食物，选择新鲜、营养密度高的食物； 3. 学会阅读食品标签，合理选择预包装食品； 4. 学习烹饪、传承传统饮食，享受食物天然美味； 5. 在外就餐，不忘适量与平衡
准则八：公筷分餐，杜绝浪费	1. 选择新鲜卫生食物，不食用野生动物； 2. 食物制备生熟分开，熟食二次加热要热透； 3. 讲究卫生，从分餐公筷做起； 4. 珍惜食物，按需备餐，提倡分餐不浪费； 5. 做可持续食物系统发展的践行者

资料来源：http://dg.cnsoc.org。

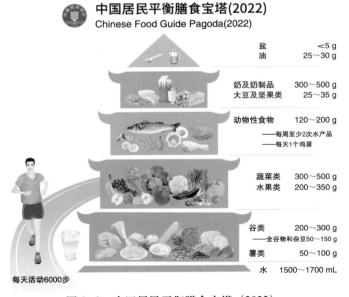

图3-3　中国居民平衡膳食宝塔（2022）

资料来源：http://dg.cnsoc.org。

为便于每餐食物种类合理搭配，我们也可以使用健康餐盘（图 3-4）。

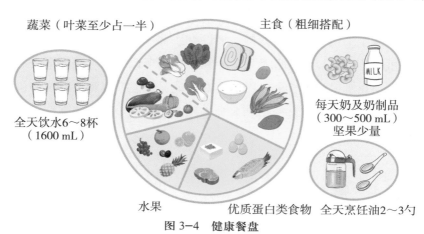

图 3-4 健康餐盘

三、常见不良饮食习惯和饮食误区有哪些

饮食结构不合理、不讲究食物质量、不注意"吃"的细节问题均会给健康带来危害。常见的不良饮食习惯包括：①不吃早餐；②晚餐吃太晚（如每晚 8 点后吃晚餐，或长期有消夜习惯）；③吃饭速度过快；④边看电视或手机边吃饭；⑤经常吃外卖等。

常见的饮食误区包括：①多喝白粥养胃；②多喝骨头汤补钙；③鲜榨果蔬汁代替水果、蔬菜等。

不良饮食习惯和饮食误区常引起营养不均衡，甚至导致众多心血管危险因素，如肥胖、高血压、血脂异常、血糖升高和代谢综合征，同时还会增加食源性感染、肿瘤等风险。

四、减少摄入损害大脑的"促炎饮食"

当我们的身体遭受内部损伤或外部侵袭时，免疫系统被快速激活，打响吞噬病原体、清除坏死组织的战役，这被称为炎症反应。炎症反应分为急性炎症和慢性炎症两种，其中，慢性炎症是由各种细胞因子（白介素、肿瘤坏死因子 TNF-α、干扰素 γ-IFN 等）在压力或应激状态下产生过量或持续的低水平慢性炎症导致的。慢性炎症就像是一场旷日持久的"游击战"，虽然不会在短期内危及生命，甚至在相当长一段时间内不会出现异常表现，但这种慢性炎症的状态会逐渐发展，侵蚀损害免疫系统和包括心脏、大脑在内的多个脏器，增加各种慢性疾病的发生风险，甚至提前招致死亡的威胁（图 3-5）。

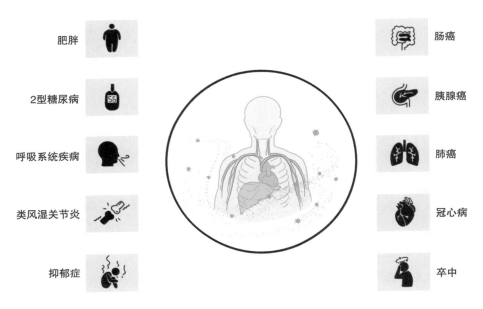

肥胖　　2型糖尿病　　呼吸系统疾病　　类风湿关节炎　　抑郁症

肠癌　　胰腺癌　　肺癌　　冠心病　　卒中

图 3-5　慢性炎症增加慢性疾病风险

促炎饮食，就是长期食用可能增加人体炎症水平的食物，常见的促炎饮食包括以下几种。

1. 高糖食物、精致碳水食物

常见的高糖食物及精致碳水食物有：游离糖或添加糖含量过高的食物和饮料，如蜂蜜、果汁、含糖饮料、含糖加工食品等；含有大量淀粉的精制碳水食物，如白米饭、白面馒头、白面包、通心粉、蛋糕、饼干等（图 3-6）。

危害：进食该类食物后血糖很快升高。高血糖水平易促进细菌、病毒生长，同时会促使胰岛素、肾上腺素释放，导致体内炎症因子增多，引起或加重炎症反应。

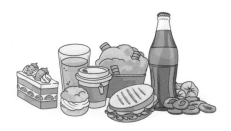

图 3-6　高糖食物、精致碳水食物

2. 红肉和加工肉

红肉包括猪肉、牛肉、羊肉及其制品；加工肉包括腊肉、腊肠、火腿、鸭脖、咸鱼、罐头肉类等（图3-7）。

危害：在消化红肉的过程中，人体会产生大量的亚铁离子和 N-亚硝基化合物，N-亚硝基化合物

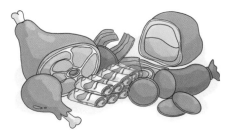

图 3-7　红肉和加工肉食物

通过诱发 DNA 互补碱基对间的交联，在炎症反复的情况下启动细胞癌变进程。此外，红肉中含有一种人体没有的唾液酸分子 N-羟乙酰神经氨酸（N-glycolylneu-raminic acid，Neu5Gc），这种分子会被免疫系统识别为外来入侵者，从而引发炎症反应。动物实验已经证明，长期大量食用红肉会导致小鼠患癌风险增高。

3. 富含反式脂肪酸的食物

富含反式脂肪酸的食物包括人造奶油蛋糕、起酥面包、蛋黄派、冰激凌、速溶咖啡、蛋挞、饼干、曲奇、泡芙、奶茶、布丁、速溶麦片、代可可脂巧克力、巧克力热饮、油炸方便面、沙拉酱、爆米花、油炸薯片等（图3-8）。

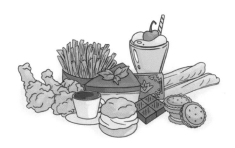

图 3-8　富含反式脂肪酸的食物

危害：该类食物一般富含盐、添加糖（导致血糖波动）和饱和脂肪（增加"坏"的低密度脂蛋白胆固醇），这些成分可改变肠道中的菌群，

损害肠道，促进体内慢性炎症的产生。

4. 高温烹调产生致癌物的食物

高温烹调食物包括烤鱼、油条、炸鸡、烤鸭、烤肉串、臭豆腐、烧鸡、烧鹅、叉烧、熏肉串、炸薯条、脆皮五花肉等（图3-9）。

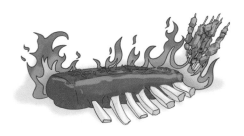

图 3-9　易致癌食物

危害：高温烹调食物的过程中可能会产生苯并芘、杂环胺、丙烯酰胺等致癌物。

5. 高盐食物

高盐食物包括各类高盐腌制食物，如咸鱼、盐渍肉、咸菜和咸味零食等。

危害：摄入高盐食物可导致血压升高，从而增加患心脑血管疾病的风险，还会促进体内炎症的产生。

6. 酒精

肝脏代谢酒精需要消耗大量的抗氧化剂，酒精摄入量大会加快谷胱甘肽的消耗，一旦谷胱甘肽耗竭，肝脏的功能就会受到损害。过量饮酒还会影响肠道内益生菌群，导致人体免疫力下降，增加发生炎症的概率。

五、多摄入有益大脑的"抗炎饮食"

抗炎饮食即有助于降低炎症水平的食物，多为蔬菜、水果、粗粮、深海鱼、橄榄油之类的天然新鲜食品。抗炎饮食并不是一种独立的膳食模式，而是选择避免慢性炎症发生或者减少炎症损害的食材和加工方式。2022年，《自然》杂志推荐多摄入具有改善慢性炎症的食物成分，包括 ω-3 脂肪酸、多酚、膳食纤维及天然抗氧化剂，这些物质可通过阻断信号、抑制前列腺环氧化酶表达、降低炎症介质水平及激活抗炎途径等方式发挥抗炎效应，也可通过调整肠道菌群、产生短链脂肪酸等方式间接产生抗炎效果。

抗炎效果较好的 6 类食材（图 3-10）包括：

（1）蔬菜类，尤其是十字花科蔬菜，如羽衣甘蓝、卷心菜、西兰花等。

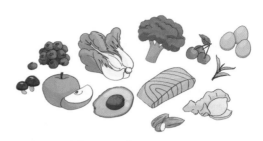

图 3-10 常见抗炎食物

（2）水果，尤其是浆果类，如蔓越莓、草莓、蓝莓、葡萄等。

（3）富含膳食纤维的食物，如全谷物、豆类等。

（4）富含多酚、黄酮的食物，如绿茶、大豆等。

（5）香辛料，如姜黄、生姜、肉桂、肉蔻、鼠尾草及大蒜等。

（6）富含 ω-3 脂肪酸的食物，如三文鱼、亚麻籽油、葡萄籽油、菜籽油、坚果等。

日常抗炎饮食可参考美国亚利桑那大学整体医学中心主任、医学教授安德鲁·威尔博士研究出的"抗炎食物金字塔"（12 层）（图 3-11）。

1. 第 12 层（最底层）：蔬菜、水果

（1）健康蔬菜多多益善。蔬菜富含类黄酮和类胡萝卜素等抗氧化剂，建议每日蔬菜的摄入量为 300 ～ 500 g，且深色蔬菜应占一半，将不同颜色和种类的蔬菜搭配食用。

A．深绿叶蔬菜：菠菜、芹菜、小白菜等。

B．十字花科蔬菜：西兰花、卷心菜、羽衣甘蓝、大白菜和菜花等。

C．各类颜色的蔬菜：胡萝卜、西红柿、紫洋葱、南瓜、海带等。

（2）健康水果，"见糖行事"，每日摄入水果 200 g 左右。

A．建议优先选择浆果，如树莓、蓝莓、草莓、猕猴桃等。

B．建议进食糖分或食物血糖生成指数（glycemic index，GI）适中的水果，如樱桃、柚子、桑葚、西柚、苹果、橙子、圣女果、杏子、梨、桃子、李子、油桃、枇杷、杨梅、杧果、木瓜等。

C．不宜过量食用含糖量或 GI 较高的水果，如香蕉、鲜枣、榴梿、荔枝、柿子、哈密瓜、火龙果、西瓜、菠萝、山竹、红毛丹、百香果、番石榴等。

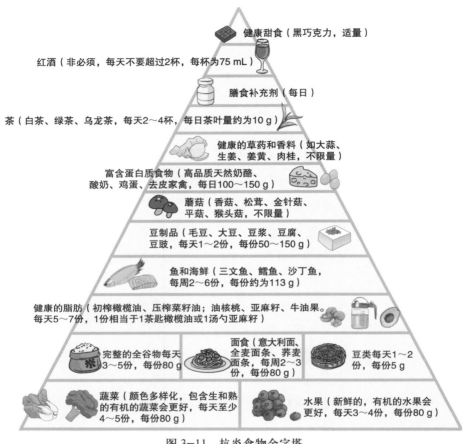

图 3-11　抗炎食物金字塔

2. 第 11 层：全谷物、面食及豆类

建议每日食用谷物 200 ～ 300 g，其中粗杂粮和杂豆类 50 ～ 150 g，薯类 50 ～ 100 g。

A. 全谷食物包括小米、大黄米、各种糙米（包括普通糙米、黑米、紫米）、小麦粒等，它们消化速度慢，能防止血糖骤升，有助于控制炎症。

B. 面食包括意大利面、全麦面条和荞麦面条等，这类面食比普通面食 GI 更低，有助于控制血糖。

C. 优质豆类包括红小豆、绿豆、鹰嘴豆、豌豆和扁豆等，它们富含 B 族维生素、镁、钾和可溶性膳食纤维，GI 低，有助于抗炎。

值得注意的是，莲藕、板栗、菱角等富含淀粉的食物也属于主食，进食这些食物的同时要减少其他主食的摄入量。

3. 第 10 层：健康的脂肪

建议每天摄入 5 ～ 7 份健康脂肪食物（每份相当于 1 茶匙核桃油、1 汤匙亚麻籽或 28 g 牛油果）。代表食物有优质初榨橄榄油、有机菜籽油、坚果（如核桃）、牛油果及亚麻籽等。

A．每日可以吃坚果 15 ～ 20 g，建议选择原味坚果 / 种子，比如核桃、巴旦木、杏仁、腰果、榛子、开心果、南瓜子、花生等；不建议食用椒盐口味、奶香口味、糖渍、油炸等经深加工的坚果。建议购买小袋密封包装的坚果，不买散称或者破壳的。坚果应密封保存，防止坚果中的油脂腐败，产生有害物质。

B．适当增加含 ω-9 单不饱和脂肪酸的植物油（橄榄油、山茶油）和 ω-3 多不饱和脂肪酸含量高的植物油（亚麻籽油、紫苏籽油）。减少使用 ω-6 多不饱和脂肪酸含量高的植物油和饱和脂肪酸较高的油脂。

C．选择合适的烹调方式，如快炒、炖、煮、凉拌用特级初榨橄榄油或山茶油；凉拌菜用亚麻籽油、紫苏籽油；高温烹调用椰子油、猪油或调和油。

4. 第 9 层：鱼和海鲜

三文鱼、沙丁鱼和鳕鱼等鱼类富含具有抗炎属性的 ω-3 多不饱和脂肪酸，建议每人每周摄入 2 ～ 6 份，1 份约为 113 g。

5. 第 8 层：豆制品

豆制品中的大豆异黄酮具有抗氧化性，而且可预防癌症，建议每天摄入 1 ～ 2 份（1 份相当于 1 杯豆浆或半杯熟毛豆），代表食物有豆腐、豆豉、毛豆、豆皮和豆浆等。

6. 第 7 层：蘑菇

蘑菇中含有可增强免疫力的多种天然物质和菌类多糖，能减少炎症的发生概率，建议每天食用，代表食物有香菇、松茸、金针菇、平菇、猴头菇等。

7. 第6层：富含蛋白质的食物

蛋白质对于身体组织的修复和建造至关重要，还有利于免疫系统功能的维护，帮助身体抵抗感染和疾病。富含蛋白质的食物包括高品质天然奶酪、酸奶、鸡蛋、去皮鸡肉和瘦肉等。建议每日食用 100 ～ 150 g 富含蛋白质的食物，优选鱼肉、虾肉，其次禽类肉（鸡肉、鸭肉、鹅肉），降低畜类肉（牛肉、羊肉、猪肉）的比例。建议每天食用鸡蛋 1 个，豆制品（豆浆、豆腐、豆皮、豆干、腐竹等）25 g，奶制品（鲜牛奶、无添加的酸奶或奶酪）300 mL 左右。

8. 第5层：健康的草药和香料

健康药草和香料含有大量天然抗炎物质，如姜黄素，建议每天食用。代表食物有天然辛香料，如咖喱、生姜、大蒜、辣椒、肉桂、迷迭香和百里香。减少食用精加工类调味料，如豆瓣酱、花生酱、辣椒酱、油醋汁、蚝油、沙拉酱等。

9. 第4层：茶

茶叶中富含的儿茶素具有抗氧化和消炎功效，建议每人每天日间喝 2 ～ 4 杯茶，每日茶叶量约为 10 g，代表食物有白茶、绿茶和乌龙茶。

10. 第3层：膳食补充剂

膳食补充剂包括维生素 A、维生素 B 族、维生素 C、维生素 D、维生素 E 和微量元素硒，这些膳食补充剂有助于补足人体必需的营养素，膳食不规律者可以每天食用。

11. 第2层：红酒

红酒中富含抗氧化剂白藜芦醇，对于正常人而言，可喝可不喝，每天不超过 2 杯（酒精摄入量 <15 g），但不建议滴酒不沾者开始喝酒。

12. 塔尖：健康甜食

代表食物有不加糖的干果、黑巧克力等。黑巧克力富含的多酚物质具有抗氧化功效。最好选择可可含量至少为 70% 的黑巧克力，每周食用 2 ～ 4 次，每次 28 g。

六、如何进行日常饮食管理

1. 多摄入健康的食物

推荐抗炎饮食、含糖量少的饮食，选择富含植物化学物质和抗氧化物的新鲜食物为原料。以蔬菜水果、鱼类海鲜、五谷杂粮、坚果、橄榄油为主，同时减少摄入饱和脂肪酸、反式脂肪酸、高糖食物和精致碳水化合物。

2. 采用健康的烹饪和加工方式

推荐的烹饪方式为快炒、蒸、炖、煮、焖、凉拌，不推荐采用油炸、熏、烤、红烧、糖醋、拔丝等烹饪方式。

米面等主食可以选择蒸、煮等方式；蔬菜可以考虑生吃、清水煮和清炒；肉类尽量避免煎、炸、烤。

食物尽量简单加工，避免精细加工。食物的加工方式也会影响食物营养的可利用率，加工程度越高，食物越容易被吸收，但这也导致食物中维生素、矿物质、抗氧化物质和膳食纤维等营养成分的损失，使得血糖水平迅速升高，增加了体内的慢性炎症。

3. 维持健康的饮食时间

尽量保证一日三餐固定在同一时间段，饮食时间限制在白天的 10 小时内（早上 7 点到 9 点至傍晚 5 点到 7 点之间），晚上 8 点以后就应尽可能少摄入食物。

七、特殊营养制剂的选择

1. 益生元与益生菌促进健康肠道微生态

大脑作为身体的"总指挥官"，调控着身体的每一个系统，影响着每一次的思考、行为。肠道作为人体的"第二大脑"，主要通过菌群—肠—脑轴与大脑相辅相成，共同协作参与身体系统运作、思维、情绪等多维度的工作。肠道微生物作为我们的"共生伙伴"，是人体生命活动中至关重要、不可或缺的重要部分。健康的肠道中菌群环境是平衡的、稳定的，但受到年龄、环境、饮食、生活习惯、疾病、药物等因素影响，肠道菌群可能会出现紊乱，对包括大脑在内的身体器官产生负面的影响，可能会导致或加剧免疫炎症反应，影响疾病的发生与发展，形成恶性循环。因此，调节、保持肠道菌群稳态对大脑乃至整个身体的健康有着至关重要的作用。

当我们摄入不健康的饮食和／或接触其他一些可能导致肠道菌群紊乱的因素（比如，使用抗生素、接触病原体、心理压力大、久坐不动、睡眠不充足等）时，肠道中的有害微生物会大量繁殖，它们产生的有害物质可能会通过脑—肠轴转运到大脑，从而刺激大脑对高脂、高糖等不健康饮食的渴望，形成一种微生物失调的食欲紊乱的恶性循环。

与之相反，健康的饮食及其他有助于肠道菌群平衡的因素（比如，接触有益微生物、运动、高质量的睡眠、多接触大自然等）可以促进肠道中益生菌的生长繁殖，它们产生的物质会对大脑产生有利于健康的刺激，从而更好地控制我们的食欲，让我们对健康的食物充满渴望，形成一种微生物调节的食欲控制的良性循环（图 3-12）。

目前，调节肠道微生态的主要途径是使用肠道微生态调节剂，包括益生菌（probiotics）、益生元（prebiotics）和合生元（synbiotics）三种。益生菌可以定植在人体内，通过改变菌群组成起到调节肠道菌群平衡的作用，从而达到促进健康的目的的一类活性微生物；益生元是益生菌的"粮食"（图 3-13），是指能够促进体内有益菌群生长的有机物质，益生元不易被肠道分解消化和吸收，但能被肠道中的有益菌群分解和利用，特点是能够促进有益菌群的生长，但不会刺激有害菌群，从而抑制有害菌群的增加，具有改善肠道菌群、促进脂质、蛋白质、矿物质代谢的重要功能；合生元则是由益生菌和益生元组成的生物制剂，能够同时发挥益生菌与益生元的功效。

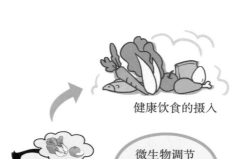

可能的刺激因素：
接触有益微生物
积极社交
体育锻炼
高质量的睡眠
接触自然
压力管理

健康饮食的摄入

微生物调节的食欲控制的良性循环

益生菌的增殖
（例如，抗炎、嗜纤维结肠细菌）

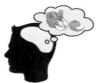

调节良好的食欲，对健康食物的渴望
（例如，喜欢吃富含纤维的食物）

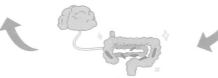

益生菌刺激大脑
（例如，通过微生物诱导的迷走神经激活）

图 3-12　健康饮食的良性循环

益生元是益生菌爱吃的食物，它们能够直达肠道，不受酸性胃液腐蚀破坏，直接促活、增殖益生菌群，从而抑制有害细菌的生长，保护肠道的生态环境。

益生菌

益生元

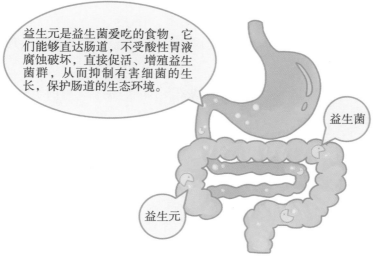

图 3-13　益生菌与益生元的关系

（1）益生元。

益生元属于非消化性低聚糖，对人体健康有明确的益生作用，主要的益生元类型有果聚糖类和半乳聚糖类，如菊粉、低聚果糖、低聚半乳糖和乳果糖。其他新兴的益生元有低聚木糖、低聚异麦芽糖、棉子糖、水苏糖、β-葡聚糖、抗性淀粉等，其益生效果有待进一步验证。

益生元的补充途径包括从食物中摄取和使用益生元制品。市面上有多种多样的益生元制品可供选择，这些产品主要是从某些食物中提纯的特定益生元。为了保证菌群多样化，建议同时摄取含有多种益生元的食物或制品。

富含益生元的食物有以下几种：

A．蒲公英叶：是一种富含益生元的蔬菜，可以减少便秘，增加肠道中的益生菌并增强免疫系统。

B．菊芋：也称为耶路撒冷朝鲜蓟，是一种富含菊粉、维生素 B1 和钾的蔬菜，有助于增加结肠中的益生菌，促进消化系统的健康。

C．大蒜、洋葱：富含菊粉和低聚果糖，促进肠道中有益双歧杆菌的生长，有助于抑制致病菌的生长；还含有丰富的槲皮素等黄酮类物质，具有抗氧化作用和抗癌作用。

D．韭菜、芦笋：富含菊粉和低聚果糖，同时富含多种维生素，是益生元纤维的重要来源。

E．香蕉：富含维生素、矿物质和膳食纤维，还含有少量菊粉，具有益生元作用。

F．大麦、燕麦：富含 β-葡聚糖纤维及抗性淀粉，有助于增加肠道中的有益细菌，改善血糖，并可能降低癌症风险。

（2）益生菌。

益生菌是一类活性微生物，当摄入足够数量时可对宿主发挥有益作用。中国国家卫生健康委员会批准的应用于人体的益生菌主要有以下种类：

A．乳杆菌属：德氏乳杆菌、短乳杆菌、纤维素乳杆菌、嗜酸乳杆菌、保加利亚乳杆菌、干酪乳杆菌、发酵乳杆菌、植物乳杆菌、罗伊氏乳杆菌、约氏乳杆菌、格式乳杆菌、类干酪乳杆菌、鼠李糖乳杆菌等。

B. 双歧杆菌属：青春双歧杆菌、两歧双歧杆菌、婴儿双歧杆菌、动物双歧杆菌、长双歧杆菌、短双歧杆菌、嗜热双歧杆菌、乳双歧杆菌等。

C. 肠球菌属：粪肠球菌和屎肠球菌。

D. 链球菌属：嗜热链球菌、乳酸链球菌等。

E. 芽孢杆菌属：枯草芽孢杆菌、蜡样芽孢杆菌、地衣芽孢杆菌、凝结芽孢杆菌等。

F. 梭菌属：主要为丁酸梭菌，此菌也称为酪酸梭菌。

G. 酵母菌属：主要是布拉氏酵母菌。

拥有健康的肠道菌群可以带来许多健康益处，包括维持健康体重、改善消化、增强免疫功能、保持皮肤健康及降低许多疾病的患病风险等。肠道菌群有许多重要的功能，如生成维生素，包括维生素 K 和某些 B 族维生素。益生菌还可以将纤维转变成短链脂肪酸（例如丁酸、丙酸和乙酸），这些短链脂肪酸可以"喂饱"肠壁并执行许多新陈代谢功能，还可以刺激免疫系统并促进肠壁健康，这可以帮助防止有害物质进入人体内并引起免疫反应。

益生菌对健康有哪些影响？

A. 对消化系统的影响：益生菌补充剂可以帮助治愈与抗生素有关的腹泻，还可以辅助治疗由幽门螺杆菌感染引起的肠易激综合征（irritable bowel syndrome，IBS，一种常见的消化系统疾病），减少腹胀、便秘、腹泻和其他症状。

B. 调节体重：益生菌有助于胰高血糖素样肽 –1（glucagon-like peptide-1，GLP-1）的合成，从而减少食欲，增加血管生成素样蛋白 4（angiopoietin- like protein 4，ANGPTL4）的水平，从而减少脂肪储存。益生菌通过改善肠道健康，减少全身性炎症和防止肥胖等疾病。

C. 有助于缓解便秘：乳酸杆菌可显著缓解便秘，其他可能改善便秘的益生菌包括长双歧杆菌、酿酒酵母和嗜酸乳杆菌、罗伊氏乳杆菌、植物乳杆菌、鼠李糖乳杆菌和动物双歧杆菌。

D. 有利于大脑健康：结肠中的细菌可将纤维消化并发酵成短链脂肪

酸。研究结果表明，短链脂肪酸可能有益于大脑和神经系统。各种益生菌有助于改善焦虑症、抑郁症、孤独症、强迫症和阿尔茨海默病等记忆力低下的疾病，研究中最常用的菌株是长双歧杆菌、短双歧杆菌、婴儿双歧杆菌、瑞士乳杆菌和鼠李糖乳杆菌。

E. 改善心脏健康：益生菌有助于降低低密度脂蛋白胆固醇（low-density lipoprotein cholesterol，LDL-C），提高高密度脂蛋白胆固醇（high-density lipoprotein cholesterol，HDL-C）并降低血压。能有效降低胆固醇水平的特定细菌菌株包括嗜酸乳杆菌、长双歧杆菌和罗伊氏乳杆菌。

F. 增强免疫力：研究结果表明，服用益生菌补充剂可能会改变肠道细菌的平衡，改善肠道健康，从而增强人体抵抗过敏、皮炎和湿疹、感染和癌症的能力。

目前，益生菌可以从补充剂及细菌发酵制备的食物中获取（表 3-4）。

表 3-4　益生菌食品推荐种类

益生菌食品	举例
乳类发酵食品	酸奶、奶酪、开菲尔等
植物发酵食品	酸菜、泡菜、发酵豆制品等

补充益生菌时应注意以下几点：

A. 益生菌补充剂多为活菌制剂，其中双歧杆菌三联和四联活菌片要求冷藏保存于 2～8 ℃冰箱，同时，服用益生菌时的水温也不宜超过 40 ℃。益生菌的最佳服用时间为饭后 30 分钟，此时胃酸浓度较低，更有利于益生菌到达肠道发挥作用。

B. 益生菌不能与抗生素同时服用，二者服用时间应间隔 2～3 小时。

C. 益生菌不宜与吸附剂（如活性炭）和收敛剂（如鞣酸蛋白、碱式碳酸铋、鞣酸、药用炭及酊剂等）同用，以免减弱或降低益生菌疗效。

D. 益生菌的优势因菌株和菌落形成单位（colony forming unit，CFU）的质量不同，建议在医生指导下按照益生菌产品的说明服用。

2. 生酮饮食

（1）生酮饮食的定义：国际上把通过诱导酮症来改善神经系统疾病状况的这种治疗方法称为神经酮疗法，又叫生酮疗法，通过调整饮食使人体达到酮症状态的饮食方式称为生酮饮食。生酮饮食是一种以高脂肪、低碳水化合物为主，辅以适量蛋白质和其他营养素的饮食方案。

（2）生酮饮食的作用：人的大脑只占人体重量的 2%，但在静息状态下却需消耗 20% 的葡萄糖和 25% 以上的氧气。大脑的主要能量来源是葡萄糖，重要的备用能量来源是酮体。神经退行性疾病、情绪障碍、脑损伤等都会导致大脑不能高效利用葡萄糖，葡萄糖代谢在部分脑区呈抑制状态，这导致大脑出现能量缺口。大脑缺乏能量会对神经系统造成损伤，促使神经元凋亡或死亡，导致脑萎缩，进而影响认知和情绪（图 3-14）。

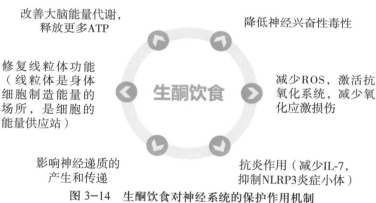

图 3-14 生酮饮食对神经系统的保护作用机制

注：ATP，adenosine triphosphate，三磷酸腺苷；ROS，reactive oxygen species，活性氧；IL-7，interleukin-7，白细胞介素 -7；NLRP3，nucleotide-binding domain leucine-rich repeat and pyrin domain-containing receptor 3，核苷酸结合结构域富含亮氨酸重复序列和含热蛋白结构域受体 3。

随着研究的不断深入，生酮饮食的应用领域也在不断扩大，其在肥胖、2 型糖尿病、肿瘤、孤独症、帕金森病、阿尔茨海默病、多囊卵巢综合征、脑脊髓损伤等多种疾病的治疗中都有非常瞩目的改善效果。

（3）理论上，生酮饮食中脂肪、蛋白质、碳水化合物的比例应为（5～7）：2：1。

A. 脂肪：脂肪供能占总能量的 70%～80%。除碳水化合物、蛋白质来源外，其他能量需求全部以脂肪给予，总能量参照基础代谢率给予。建议从富含 ω-3 脂肪酸的食物中获得脂肪，如三文鱼、金枪鱼、秋刀鱼、沙丁鱼等；建议摄入含单不饱和脂肪酸较高的食物，如牛油果、橄榄油。

B. 蛋白质：蛋白质供能占总能量的 15% ～ 20%，建议每日摄入量为 1 g/kg。

C. 碳水化合物：碳水化合物供能占总能量的 5% ～ 10%，净碳水化合物（除外膳食纤维）的每日摄入量应小于 100 g。

D. 膳食纤维：每日推荐摄入膳食纤维 30 g，早、晚各 15 g。

E. 水：每日饮水量不少于 2000 mL。

F. 维生素和微量元素：每日补充适量维生素和微量元素。

（4）外源性生酮疗法。生酮饮食是通过严格控制饮食将人体调整到酮症状态，而外源性生酮疗法不限于调整饮食，也可以通过补充生酮制剂使人体达到酮症状态。外源性生酮疗法相对容易执行，且酮症状态稳定，是目前国际上比较推崇的一种生酮方式。外源性生酮剂有中链甘油三酯（medium chain triglycerides，MCT）生酮粉、酮盐、β- 羟丁酸（β-hydroxybutyric acid，β-HB）补充剂等。

（5）轻度酮症与间歇性禁食。

研究发现，轻度酮症状态下体内的 β-HB 可增加重要的神经元和突触支持脑源性神经营养因子的生成，从而有助于保持最佳的认知功能状态。为了诱导人体进入轻度酮症状态，除摄入外源性生酮剂外，也可借助摄入低糖类饮食，配合适度运动（如每周至少 150 分钟的中等强度运动，如快走、慢跑、游泳等）。晚餐后到第二天早餐之间至少空腹 12 小时才能达到相应效果。

间歇性禁食（intermittent fasting，IF）是一种进食和禁食交替进行的饮食方式，即在某个时间段内正常地进食（一般会设定 6 ～ 10 小时为进食窗口），而在一天剩余的时间内几乎不吃。现时，被采纳最多的为"16：8"轻断食法、隔日断食法、"5+2"断食法。禁食是诱导轻度酮症的高效方法，它还可以提高胰岛素敏感性，进而增强认知功能。

A．"16 : 8"轻断食法：每日只在规定的时间段内进食，比如在白天连续的 8 小时内摄入食物，在余下的 16 小时内禁食，尤其建议在每晚 8 点前进食完晚餐。

B．隔日断食法：隔日禁食，禁食日的热量摄入限制在 0 ～ 500 kcal。

C．"5+2"断食法：每周禁食 2 天，其余 5 天正常进食。

小贴士

以上生酮饮食方式及间歇性禁食方式建议在医生指导下进行。

3. 维生素

维生素是维持人体正常生理功能所必需的一类微量有机化合物，可分为脂溶性维生素和水溶性维生素两大类。在脑小血管病的治疗中，维生素可以起到辅助降低血同型半胱氨酸水平、调节胆固醇代谢水平、保护营养血管、减缓动脉硬化加重进程等作用。常见的重要维生素有维生素 E、维生素 B 族、维生素 C、维生素 D 等。

（1）维生素 E。维生素 E 是人体最重要的抗氧化成分之一，具有促进血液循环、预防血栓形成的作用。维生素 E 还可以调节胆固醇含量、防止动脉硬化等，是保护血管的"大功臣"。维生素 E 一般存在于食用油、蔬菜、水果和粮食里，可以通过健康均

图 3-15　富含维生素 E 的食物

衡的饮食获得。富含维生素 E 的食物有小麦胚芽、豆油、玉米油、菜籽油、蔬菜（尤其是黄绿色、深绿色蔬菜类，如菠菜等）、坚果、肝脏等（图 3-15）。

（2）维生素 B 族。维生素 B 族是参与人体代谢必须经过的重要一环，通常以辅酶的形式存在。维生素 B 族的成员包括维生素 B_1（硫胺素）、维生素 B_2（核黄素）、维生素 B_3（烟酸）、维生素 B_5（泛酸）、维生素 B_6（吡

哆醇）、维生素 B_{12}（钴胺素）、维生素 B_9（叶酸）、维生素 B_7（生物素）等。维生素 B 族中各成员的功能相辅相成，因此通常宜同时补充几种维生素 B 或补充复合维生素 B。富含维生素 B 族的食物有种子外皮、动物内脏、瘦肉、蔬菜、水果、奶类、蛋类、豆类、酵母、蘑菇、西兰花、全谷物、坚果类等（图 3-16）。

图 3-16 富含维生素 B 族的食物

（3）维生素 C。维生素 C 是人体中重要的抗氧化剂之一，不仅参与抗体及胶原形成、组织修补，促进苯丙氨酸、酪氨酸、叶酸的代谢和人体对铁、碳水化合物的利用，促进脂肪的代谢，参与蛋白质的合成，增强免疫力，还具有软化血管、增强血管弹性、保持血管完整的作用。富含维生素 C 的食物有西红柿、柿子椒、深色叶菜、苦瓜、柑橘、柚子、苹果、葡萄、猕猴桃、鲜枣等新鲜的蔬菜水果（图 3-17）。

图 3-17 富含维生素 C 的食物

（4）维生素 D。维生素 D 是维持生命活动必需的营养素。膳食中的维生素 D 主要来自于动物性食物如鱼肝、蛋黄等，摄入后在小肠通过胆汁消化吸收，具有生物活性，可刺激肠黏膜钙结合蛋白合成，促进钙的吸收；内源性维生素 D 来源于人体内贮存于皮下的胆固醇衍

图 3-18 富含维生素 D 的食物

生物 7- 脱氢胆固醇，经过紫外线照射后转变为胆骨化醇，能够促进钙和磷的吸收。在生物体内真正发挥作用的是维生素 D_3（胆骨化醇、胆钙化醇）和

维生素 D_2（骨化醇）。维生素 D 在食物中很有限，常见可以补充维生素 D 的食物有乳类、蛋黄、动物肝脏、富含脂肪的海鱼（三文鱼、大马哈鱼、凤尾鱼、沙丁鱼、鲭鱼、金枪鱼、秋刀鱼、鲐鱼等）（图 3–18），植物性食物中几乎不含维生素 D。人体一般通过晒太阳、膳食补充和直接摄入维生素 D 补充剂相结合的方式来获取维生素 D。

（5）补充维生素制剂的注意事项：

A. 维生素并非多多益善，维生素补充过多或补充不当对健康都是有害的，在患有某些疾病或维生素缺乏的情况下，应在医生指导下补充适量的维生素制剂。

B. 维生素 B、维生素 C 等水溶性维生素宜在餐后服用，维生素 A、维生素 D、维生素 E、维生素 K 等脂溶性维生素则须溶于脂肪类食物中才能被吸收，建议随餐或餐后服用。

C. 应注意维生素与其他药物和食物的相互作用，如维生素 C 忌与苯巴比妥钠同用，维生素 E 忌与环孢素同用，服用维生素 A 时须忌酒等。

（阮恒芳　贾佳欣）

第二节 规律运动

一、什么是规律运动

1. 身体活动

人的身体就像一台运行的机器，每一次活动都需要通过骨骼肌的收缩来完成，这个过程中需要消耗氧气、能源物质（糖分、蛋白质、脂肪）来供能，这种由于骨骼肌收缩而产生的机体能量消耗增加的活动就是身体活动。

根据身体活动的特点和内容、生理功能和运动方式等，可将身体活动分为不同类型（表 3-5，图 3-19，图 3-20）。

表 3-5 身体活动类型

类型	特点	项目举例
有氧运动	身体主要大肌肉群参与为主的、有节律、时间较长、能够维持在一个稳定状态的身体活动。规律的有氧运动有助于改善心肺功能、增强心肺适应性	跑步、快走、骑车、游泳等
增强肌肉型身体活动	增强肌肉强度、力量、耐力和质量的活动	抗阻运动，如仰卧起坐、俯卧撑、深蹲起立或其他利用弹力带或推举器械等进行的运动
增强骨骼型身体活动	可对骨骼系统形成机械刺激的活动，促进骨骼生长，提高骨骼强度的活动	跳绳、跑步、举重等
平衡型活动	改善人体平衡、协调性的组合活动，可以改善人体运动能力、预防跌倒和外伤、提高生活质量	弓步走、倒退走、单脚站立等

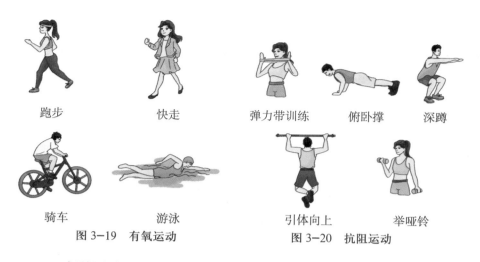

跑步　　　　　　快走　　　　弹力带训练　　俯卧撑　　　深蹲

骑车　　　　　　游泳　　　　　　　引体向上　　　　举哑铃

图 3-19　有氧运动　　　　　　图 3-20　抗阻运动

2. 规律运动

规律运动是指每周至少进行 3 次中等强度以上运动，每次运动时间持续 30 分钟以上，并且坚持运动至少 3 个月。

规律运动有以下几个要点：

（1）保证运动要有一定的时间规律，不能断断续续地进行。

（2）要根据自己的健康状况和身体素质，选择易行又有实效的锻炼项目，由易到难、从简单到复杂，循序渐进，逐步提高。

（3）运动量要根据自身的条件从小到大，大中小结合，有节奏地增加。

（4）要根据个人的年龄、健康水平、性别来选择适合自己的项目和运动量进行锻炼。

（5）要量力而行，避免过度运动带来机体的损伤。

二、长期久坐损害大脑，规律运动有益大脑

久坐行为的定义为：在职业场所、教育场所、家庭、社区或交通工具中处于清醒坐姿或躺姿的低能耗行为。研究结果表明，长期久坐会导致血液循环速度降低、大脑血流量减少，导致大脑处理信息速度减慢、记忆力减退等认知功能下降，也是导致全因死亡、心脑血管疾病死亡、肥胖、骨

骼肌减少症、虚弱和残疾及其他与衰老相关的慢性疾病的潜在风险因素。运动已被证实能在降低全因死亡和心脑血管风险的同时有助于抵消久坐带来的危害，而缩短单次久坐时长或根据久坐风险等级循序渐进地选择不同方式及强度的运动以间断久坐行为是消除久坐危害的基本策略（图3-21）。

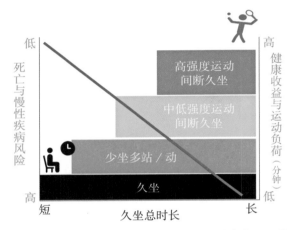

图 3-21　每日久坐的死亡风险与运动的健康收益比较

人的大脑具有"可塑性"，大脑的结构和功能的改变很多时候是可逆的。运动可以延缓大脑部分功能区域的萎缩，影响神经信号的传递，进而改善和促进大脑的认知功能。长期的运动习惯可刺激大脑特定的运动功能区域，改变运动相关的脑结构，提高对生物运动的感知、分析与理解，提升运动协调能力。运动提供了广泛的疾病和残疾的临床益处，没有年龄上限。

三、运动能力测评

为保证运动的安全，运动前应由专业医师对体力活动水平及步态平衡能力进行评估，其中，评估的重点是机体步态平衡等功能，以预测运动中是否有跌倒等风险。

脑小血管病常表现步态异常、平衡能力失调等运动功能障碍，常用的步态平衡能力评定量表包括 Tinetti 平衡与步态量表（Tinetti performance-oriented mobility assessment，Tinetti POMA）、Fugl-Meyer 平衡量表等。其中，Tinetti 平衡与步态量表（表 3-6）包括了平衡测试和步态测试两个部分。

为进一步提高评估的效率及精准度，部分医疗机构会应用三维步态分析仪为脑小血管病患者进行运动功能评估。

表 3-6　Tinetti 平衡与步态量表

平衡测试项目（使用无扶手硬椅子）		分值	得分
1. 坐位平衡	斜靠或从椅子上滑下 稳定	0 1	
2. 起身	没有帮助就无法完成 用胳膊帮助才能完成 不用胳膊就能完成	0 1 2	
3. 试图起身	没有帮助就无法完成 需要尝试1次以上才能完成 1次尝试就能完成	0 1 2	
4. 立即站起来时平衡功能（站起的头5秒）	不稳定（摇晃，移动脚步，明显躯干摆动） 稳定，但是需要助行器或手杖辅助，或需要抓住其他物体支撑 稳定，不需要助行器或手杖辅助，不需要抓住其他物体支撑	0 1 2	
5. 站立平衡	不稳定 稳定，但是两脚距离较宽（足跟中点间距离大于10 cm），或需要使用手杖、助行器或其他物体支撑 稳定，两脚距离较窄，且不需要借助其他物体支撑	0 1 2	
6. 轻推（患者双脚尽可能靠拢站立，用手轻推3次）	开始就会摔倒 摇晃并要抓东西，但能稳住自身 稳定	0 1 2	

续表3-6

平衡测试项目（使用无扶手硬椅子）		分值	得分
7. 闭眼（患脚双脚尽可能靠拢站立，用手轻推3次）	不稳定 稳定	0 1	
8. 转身360°	脚步不连续 脚步连续	0 1	
	步态不稳定（手臂及身体摇晃） 步态稳定	0 1	
9. 坐下	不安全（距离判定错误或跌坐到椅子上） 需要用胳膊辅助或动作不连贯 安全且动作连贯	0 1 2	
平衡部分总分		16	
步态测试项目 （以舒适速度，使用辅具_____，走3 m，需_____秒）		分值	得分
1. 起步（起步指令后立即起步）	有迟疑，或需要尝试多次方能启动 正常启动	0 1	
2. 抬脚高度	a. 左脚跨步 脚拖地，或抬高大于2.5～5 cm 脚完全离地，但不超过2.5～5 cm	0 1	
	b. 右脚跨步 脚拖地，或抬高大于2.5～5 cm 脚完全离地，但不超过2.5～5 cm	0 1	
3. 步长	a. 左脚跨步 跨步的脚未超过站立的对侧脚 跨步的脚超过站立的对侧脚	0 1	
	b. 右脚跨步 跨步的脚未超过站立的对侧脚 跨步的脚超过站立的对侧脚	0 1	
4. 步态对称性	两脚步长不等 两脚步长相等	0 1	

续表3-6

步态测试项目 （以舒适速度，使用辅具_____，走3 m，需_____秒）		分值	得分
5．步伐连续性	步伐与步伐之间不连续或中断	0	
	步伐连续	1	
6．走路路径（行走大 约3 m）	明显偏移到某一边	0	
	轻微或中度偏移，或需要使用步行辅具	1	
	走直线，且不需辅具	2	
7．躯干稳定	身体有明显摇晃或需要使用步行辅具	0	
	身体不晃，但需要屈膝或有背痛或需要张 开双臂以维持平衡	1	
	身体不晃，无屈膝，不需要张开双臂或使 用辅具	2	
8．步宽（脚跟距离）	脚跟分开（步宽大）	0	
	走路时两脚跟几乎靠在一起	1	
步态部分总分		16	
总分（平衡＋步态）		28	

注：测试得分越高，表示平衡及步行能力越好。有研究提示，得分在19～24分提示有跌倒风险，低于19分提示有高跌倒风险。

四、身体活动的选择

1. 运动环境

运动应在保证周围环境安全的前提下进行，因此运动前应该先评估环境是否安全。

（1）家中运动：许多运动可以在家中进行，比如使用固定功率自行车或跑步机运动、做瑜伽、跟随视频或录像进行有氧运动、抗阻运动［利用哑铃、家中物品（如罐头）等进行负重训练或利用自身体重进行徒手训练］等。在家中锻炼的优点是安全、方便、舒适。

（2）健身房运动：在体能中心或健身俱乐部进行运动锻炼。体能中心或健身俱乐部是运动锻炼的大场所，拥有各种有氧运动和抗阻训练的设备，场所内训练有素的工作人员能够协助锻炼者更好地实施运动计划。

（3）户外运动：爬山、徒步、跳广场舞等是很好的户外运动项目，目前我国很多社区都有充足的健身器材，如太极揉推器、漫步器、扭腰器、仰卧起坐平台等，具备人们锻炼所需要的各式各样的器材，适合各个年龄阶层的人去锻炼。

2. 运动方式及频率

所有人都应该运动，避免久坐，即使少量的活动也会对维持和恢复健康有好处。运动方式及频率应依据自身所能承受的运动强度来进行选择，运动强度分为绝对强度（物理强度）和相对强度（生理强度），绝对强度的计算复杂且专业性强，相对强度的计算相对简单且主要依据自己的主观意识，所以相对强度更适合人们用于自我监测。相对强度也就是人的身体对运动的耐力和承受力，关于它的计算有不同的方法：

（1）通过心率来计算相对强度。对于健康的成年人来说，正常心率为60～100次/分，个体的最大心率可以用公式进行简单的估计：最大心率＝220–年龄。最大心率的60%～85%就是适合个人的运动心率范围，运动时将心率控制在这个范围内是比较安全和健康的。

（2）自我感知运动强度（rating of perceived exertion，RPE），即通过对疲劳程度的主观感觉来判断身体活动的强度。主观感觉分为以下几级：0级为休息状态，1～2级为感觉弱或很弱，3～4级为感觉温和，5～6级为中等，7～8级为疲惫感，9～10级为非常疲惫。

A. 有氧运动的强度和频次：

为降低心血管病发病风险，健康成年人每周应至少进行150分钟中等强度身体活动或每周至少进行75分钟的高强度身体活动，运动强度分级对应常见有氧身体活动类型及推荐量见表3–7。在进行有氧运动时，应根据自身情况选择中等强度或者高强度身体活动，可以多种活动组合，折算方法为每1分钟高强度有氧运动相当于2分钟中等强度有氧运动。以步行为例，每

1000 步对应有氧活动（如骑自行车、跳绳等）时长如图 3-22，其中中等强度运动的下限为中速（4 km/h）步行，走 6000 步需 40～60 分钟。

表 3-7　运动强度分级对应常见有氧运动类型及推荐量

相对强度	低强度	中等强度	高强度
最大心率百分比	40.0%～59.9%	60.0%～74.9%	≥75.0%
自我感知运动强度	<5级	5～6级	≥7级
身体活动形式	慢走（速度<4 km/h）	骑车（车速<16 km/h）；步行（速度≤6.4 km/h）；跳舞（如社交舞、广场舞等）；八段锦；家居活动（如整理床铺、搬桌椅、拖地、手洗衣服、清扫地毯等）	竞走或跑步（速度≥8 km/h）；骑车（车速≥16 km/h）；跳绳；游泳；篮球；足球；负重爬山（负重≥7.5 kg）
推荐量	推荐每天走6000步以上	每周150分钟，如身体条件允许，可增加至300分钟，推荐每天走6000步以上	每周75分钟，如身体条件允许，可增加至150分钟

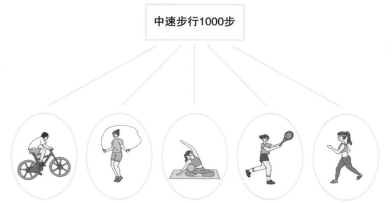

骑自行车7分钟　跳绳3分钟　做瑜伽7分钟　打网球5分钟　中速步行10分钟

图 3-22　中速步行 1000 步对应有氧运动时长

B．无氧运动强度和频次：推荐每周应至少有 2 天进行大肌肉群参与的强壮肌肉锻炼（如抗阻力训练），根据不同部位肌肉特性选择不同的运动方式。通常建议每组动作重复 8 ～ 12 次，每次 2 ～ 3 组，循序渐进，从而增加肌肉强度和耐力。

家庭抗阻力训练可以借助简单的器材，如弹力带、瑜伽球等，也可以使用水瓶、书本等有重量的物体辅助训练。弹力带的使用较简单，可以参考表 3-8 进行简单的训练。

表 3-8　弹力带抗阻力训练动作

动作	图示	动作详解
背部伸展	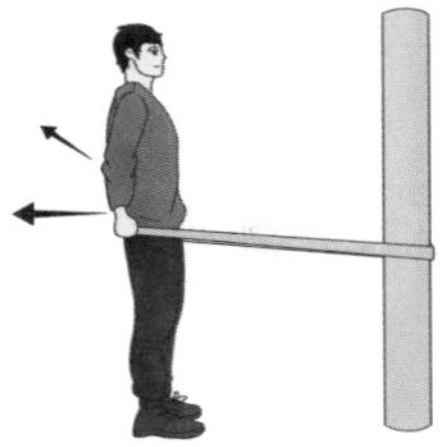	弹力带绕过柱子，或由另一人牵引。身体站直拉紧弹力带，手臂稍弯曲，靠背部力量使手臂向后向上抬高
侧提	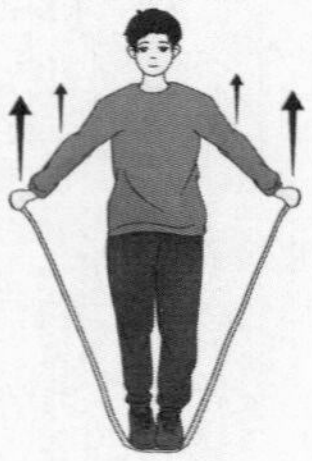	将弹力带踩在脚下，双手各握一端弹力带，手臂伸直微曲，由身体两侧水平向上缓慢抬起
前平提	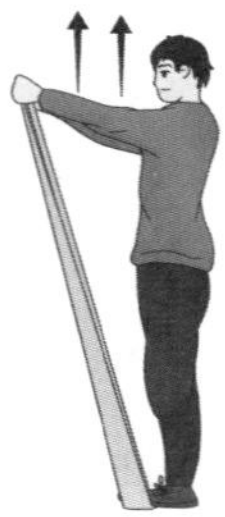	将弹力带踩在脚下，双手各握一端弹力带，手臂伸直微曲，向前水平缓慢抬起

续表3-8

动作	图示	动作详解
手臂屈曲和伸展	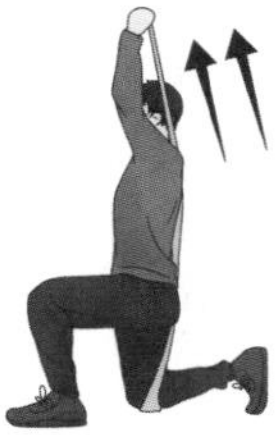	单膝弓步跪，将弹力带压于膝下，双手握弹力带举过头顶，手臂保持伸直抬高，固定大臂，小臂以肘关节为活动中心拉伸弹力带，注意小臂每次放下时都要缓慢，减少关节损伤
夹胸	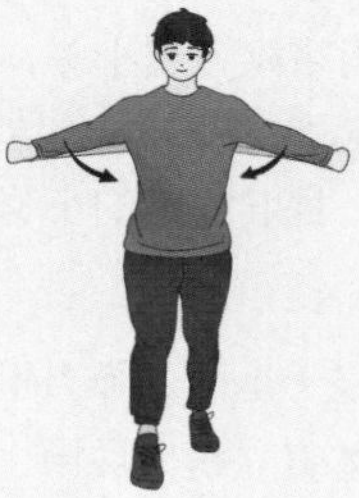	双脚弓步站立，弹力带绕过背部，双手各握一端弹力带，手臂微曲，依靠胸部肌群的力量向前合拢双手
扩胸	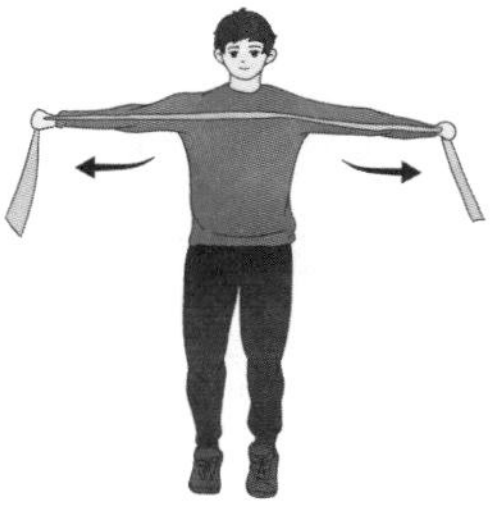	双脚弓步站立，或双脚分开与肩同宽，弹力带绕过胸前，双手各握一端弹力带，依靠背部的力量向后尽量靠近双手，感受胸部肌肉的拉伸
俯卧屈腿	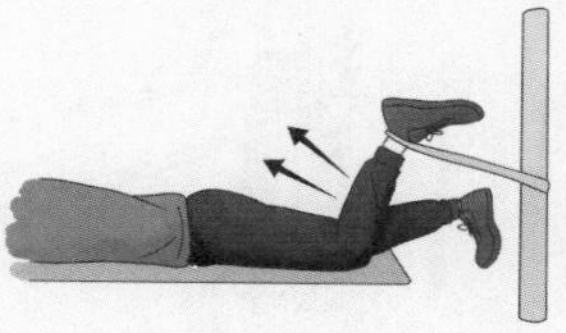	将弹力带绕过柱子或由另一人牵引，趴在垫子上或床上，将弹力带拴挂于单侧或双侧脚踝，保持胸部、腹部、大腿前侧贴紧平面，靠臀部及大腿后侧肌群将小腿抬起，用脚尽量靠近臀部，每次抬起速度可稍快，放下时速度缓慢

续表3-8

动作	图示	动作详解
俯卧伸腿		双手握住弹力带两端，趴在垫子上或床上，将弹力带另一侧套于单侧或双侧脚踝，保持胸部、腹部、大腿前侧贴紧平面，拉紧弹力带，小腿靠大腿前侧肌群向下缓慢拉伸弹力带
站立提膝		将弹力带折叠踩于脚下，选择合适的长度套于另一侧脚背（露出的长度越长，弹力带阻力越小），身体直立，用脚背勾起弹力带，依靠大腿的力量做提膝动作，提起的腿的小腿与大腿间保持90°
坐姿髋外展		平坐于地面，弹力带套在双侧脚踝部，身体直立稍向后倾，双手辅助撑地，靠臀部力量尽量将双腿向外展开，注意过程中不要挺肚子，避免过度借助腰部力量而造成腰椎损伤，难度加大时可将双脚抬离地面

C. 其他类型运动包括平衡型运动（图3-23、图3-24）和柔韧性运动（拉伸运动），此二类运动有助于骨骼生长、改善人体平衡和协调性，增强关节柔韧性和灵活度，有助于减少运动损伤。

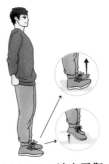

图3-23　站立平衡

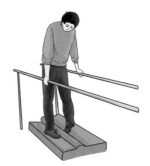

图3-24　步态平衡

3. 运动的自我监测

适量、适时的运动可帮助控制血压、血糖、血脂等指标，间接起到预防和改善疾病的发生和进展的作用，但过度的运动会对身体带来危害。因此，应在运动过程中监测心率、血压等生理指标，这些指标可以帮助人们了解运动对身体产生的负荷，从而找到适合自己的运动方式、运动量、运动持续时间等。

家庭运动监测可以通过智能运动手环实现。智能运动手环佩戴方便，可以规律、持续地监测全天各项身体活动，并将运动中持续时间、生命体征的变化、能量消耗量等通过图表等方式直观地展示在软件上。部分智能运动手环还有预警提示功能，当运动过程中心率、血压等指标出现异常，手环会发出报警提示。使用者还可以在相应的软件上制订运动计划，如果运动计划未达到设定的标准，手环还可以发出提示，及时督促使用者运动。

五、运动的注意事项

1. 运动热身与冷身

（1）热身：运动刚开始时节奏要慢一些，因为需要给肌肉提高温度的时间，这样肌肉更富弹性，不易受伤。在开始正式运动之前应先做伸展热身运动，时间约5分钟，伸展热身运动动作可参考图3-25。

（2）冷身：运动结束前几分钟应放慢运动的节奏，让体温逐渐恢复正常，这可以防止肌肉因运动的戛然而止出现僵硬情况。

2. 运动着装

运动时应选择一双符合所从事运动类型的鞋子，最好穿着宽松、舒适、易吸汗、方便洗涤的服装，女性还需要穿着运动类型的文胸。

3. 运动与天气

在湿热的天气条件下，一定要注意在运动中和运动后多喝水，最好选择清晨和傍晚时段进行锻炼。寒冷季节外出锻炼时应做好保暖，建议佩戴保暖的帽子。患有心脏方面疾病的患者在运动前应先咨询医生，获取运动建议。

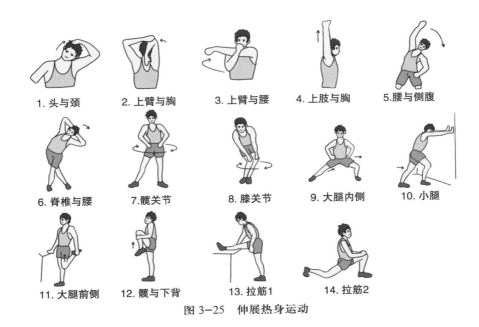

1. 头与颈　　　2. 上臂与胸　　　3. 上臂与腰　　　4. 上肢与胸　　　5. 腰与侧腹

6. 脊椎与腰　　　7. 髋关节　　　8. 膝关节　　　9. 大腿内侧　　　10. 小腿

11. 大腿前侧　　　12. 髋与下背　　　13. 拉筋1　　　14. 拉筋2

图 3-25　伸展热身运动

4. 运动时间的选择

晨练有利于提高神经兴奋性，能保持人体活力。但早上人体体温较低，关节和肌肉较僵硬，适宜从事一些强度较低的运动，锻炼之前建议先喝1 杯温水。

下午是强化体力较好的时机，肌肉承受能力较其他时间段高，下午锻炼还有助于改善睡眠状况。

人体运动能力在傍晚达到高峰，肌肉和关节更加灵活，心率和血压也更稳定，适合进行力量训练，并且运动时的受伤概率相对较小。但要注意，睡前 3 ～ 4 小时内运动强度不宜过大，以免神经系统过度兴奋导致失眠。

六、特殊人群运动选择

1. 65 岁及以上老年人

针对健康人群的身体活动推荐适用于所有老年人，如果不能达到每周150 分钟中等强度身体活动的目标，则应在其身体状况允许范围内尽可能多运动。按照绝对强度分类，瑜伽和太极等属于轻度身体活动，但考虑到老年人的心肺适应性，可归为中等强度身体活动。另外，建议老年人的运动形式多样化，除有氧运动和增强肌肉型运动外，要增加平衡型活动及柔韧性运动；推荐选择适当的集体运动，如广场舞（图3-26）、健身操、太极拳（图3-27）、八段锦等。

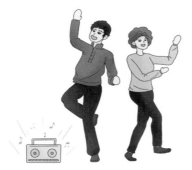

图3-26　广场舞

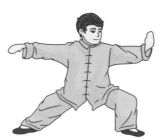

图3-27　太极拳

2. 慢性病患者或残障人士

针对一般人群的身体活动推荐原则上也适用于慢性病患者（冠心病、卒中等疾病患者除外）或残障人士。然而，考虑到此类人群的特殊状况，建议通过咨询专业医师制订适合自身状况的身体活动计划；建议残障人士根据自身状况选择不同类型的增强肌肉型身体活动，例如仰卧起坐、深蹲起立等。同时，慢性病患者和残障人士应当注意运动安全，有条件的情况下可在他人的协助下完成。

3. 有跌倒风险者

建议有跌倒风险者每周至少进行2次力量训练，每次运动时长为30分钟，以改善平衡和协调性，最好在专业人员的指导下进行。有跌倒风险者可以采用的运动方法有走路、上缓坡，但要量力而行，因为运动过度可能会加重心脏、骨关节等疾患部位的负担。运动前后应做一些伸展、松弛的动作。此外，还应注意饮食均衡，适当多补充优质蛋白质、钙等。

（左梦云　贾佳欣）

第三节　健康睡眠

一、什么是睡眠障碍

睡眠障碍是指睡眠的起始和（或）维持发生障碍，导致睡眠时间或睡眠质量不能满足生理需要，并且影响日间功能的一系列疾病的统称，包括睡眠量的异常（入睡困难、睡眠时间过短、睡眠增多、过度嗜睡等），及睡眠质的异常（打呼噜、睡眠中出现异常行为、下肢不自主运动、梦魇、喊叫、抽搐等）。在国际睡眠障碍疾病分类中，睡眠障碍疾病多达上百种，其中与脑小血管病关系最密切、影响最大的有两种情况，一种是失眠，另一种是睡眠呼吸暂停综合征，即打鼾。

失眠是指尽管有合适的睡眠机会和睡眠环境，依然对睡眠时间和 / 或睡眠质量感到不满意，并且影响日间功能或引起躯体不适的一种主观体验，通常表现为入睡困难、夜间频醒、早醒不能再入睡，或者醒后觉得乏力。睡眠呼吸暂停综合征是指每晚 7 个小时的睡眠中反复出现大于 30 次的呼吸暂停，或者睡眠呼吸暂停低通气指数（apnea hypopnea index，AHI）大于 5 次 / 小时，如果在整个呼吸暂停的过程中出现持续或逐渐增加的吸气努力，则为阻塞性睡眠呼吸暂停（图 3-28）。睡眠呼吸暂停综合征是引起高血压的独立危险因素，也会间接引起或加重脑小血管病等心脑血管疾病的发生和进展。因此，正确认识睡眠呼吸暂停综合征，及早发现、及早干预、及早治疗显得尤为重要。

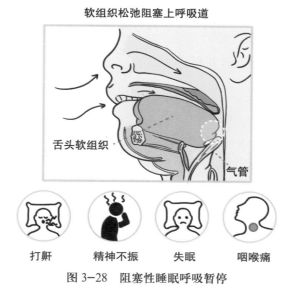

图 3-28　阻塞性睡眠呼吸暂停

二、睡眠障碍的自我测评

睡眠障碍是一种常见现象，据中国睡眠研究会发布的《2024年中国居民睡眠健康白皮书》的统计数据显示，半数居民夜间睡眠时长不足，21%的居民睡眠质量较差。面对庞大的睡眠障碍人群，科学、客观地评估自己的睡眠状况，及时发现睡眠问题，尤为重要。那么怎样进行睡眠障碍的自我评估呢？

1. 睡眠日记

睡眠日记是以每天24小时为单元，记录每小时的活动和睡眠情况，一般连续记录时间为2周或更长。睡眠日记可以相对直观地描述睡眠状态，发现昼夜作息的规律。

睡眠日记即每日对自己的睡眠情况和感觉进行简单的记录（表3-9），每日起床后回忆前一晚睡眠的时长（从几点到几点、总共睡眠时间几个小时），睡眠的状态（是否存在难入睡、容易醒、多次醒、很早醒等情况，有没有打鼾或呼吸暂停的情况），以及睡醒后的精神状态（非常有精神、有疲惫感但可以缓解、无精打采且很容易累等情况）。使用这种方式回忆时最好有同住的家人协助记录。睡眠日记的优点是简单方便易操作，缺点是主观性比较强，且容易有遗漏。

表3-9　睡眠日记

姓名：	记录开始日期：						
睡眠模式	第一天	第二天	第三天	第四天	第五天	第六天	第七天
1. 今早起床时间							
2. 昨晚上床时间							
3. 昨晚入睡所需时间（以分钟计）							
4. 昨晚觉醒的次数							
5. 昨晚觉醒的总计时间							
6. 昨晚睡眠的总计时间							
7. 昨晚是否喝酒							
8. 昨晚是否服用安眠药？若是，服用了多少片安眠药							
睡眠的质量	第一天	第二天	第三天	第四天	第五天	第六天	第七天
1. 今早您感觉如何？ 0　　1　　2　　3　　4 非常差　较差　一般　较好　非常好							
2. 昨晚睡得好吗？ 0　　1　　2　　3　　4 非常差　较差　一般　较好　非常好							

2. 睡眠量表

睡眠量表辅助睡眠评估。根据完成量表条目填写的主体不同，睡眠量表可分为自评量表和他评量表。自评量表由受测试者本人完成，使用简单，应用广泛，可以对某一睡眠问题进行快速筛查；他评量表由受测试者与受过培训的专业人员共同完成，相对更可靠与客观。常用量表包括匹兹堡睡眠质量指数量表、艾普沃斯嗜睡量表（用于主观评价白天嗜睡情况）、失眠严重指数量表（用于失眠筛查、评估失眠的治疗反应）、清晨型—夜晚型量表（评估昼夜节律类型）、睡眠障碍的信念和态度量表（Dysfunctional Beliefs and Attitudes about Sleep Scale，DBAS，其中 DBAS-16 相对使用较多，用于评价睡眠相关的认知情况），可根据需要测评的内容选择不同的评估量表。

对于受睡眠问题困扰的人，请尝试回答以下几个简单的问题。

（1）入睡时间大于 30 分钟吗？

（2）夜间入睡后容易醒吗？

（3）醒后重新入睡困难吗？

（4）每天总睡眠时间小于 6 小时吗？

（5）睡眠质量差、总做噩梦吗？

（6）睡眠问题会导致日间功能受损吗？

如果上述问题的肯定答案越多，睡眠异常的可能性越大。

3. 简便睡眠监测设备

（1）穿戴式脉搏血压监测方式。随着睡眠监测逐渐家庭化、生活化，便携式的手指、手臂、手背等部位的穿戴式脉搏血压监测仪器越来越多，如智能运动手表、耳夹式智能睡眠仪等。这些仪器多配备可以直接上传数据并对数据进行分析的软件或网络平台，可以动态监测夜间睡眠期间的脉搏、呼吸、血压变化，以此反映睡眠的质量。部分仪器还可以提供睡眠监测报告，及危险预警和提示。

（2）非接触式监测方式。不同于穿戴式睡眠监测方式直接采集人体信息，非接触式睡眠监测仪器是依据人体对承载物传感器的压力变化（受监测者的心跳、呼吸起伏、转身等），采集睡眠时的心跳、呼吸、睡眠动作等信息。目前常见的相关设备有睡眠监测智能床垫、智能枕头等，这类型的睡眠监测仪器通常也会有配套的软件或网络平台进行数据的记录和分析。这种方式不需要穿戴任何设备，舒适度大大提高，但费用相对较高。

4. 自我睡眠监测的注意要点

受监测者在监测期间应按照正常生活习惯进行，不需要因为监测而改变自己的生活方式，这样才能准确地还原真实的睡眠情况。监测时长应根据自己的情况调整，如果自觉睡眠质量较差，或怀疑有睡眠障碍，可以适当延长监测时间。家庭睡眠监测方式建议同时使用睡眠日记和睡眠监测仪器，从主观和客观角度更加全面地评估睡眠质量。但家庭睡眠监测只作为睡眠障碍的基本筛查，不能作为确诊相关疾病的依据，如果在睡眠监测的过程中发现问题，应及时到医院咨询专业人员，必要时根据医生指导进行治疗。

三、睡眠障碍的临床评估工具

对于睡眠障碍患者，临床医生需要进行系统的病史询问、体格检查，并借助必要的客观测验工具评估患者的病情，以明确患者的睡眠障碍的病因，明确睡眠障碍是否由精神、躯体、精神活性物质因素导致，在治疗时针对病因去解决。常见的客观评估工具包括多导睡眠监测（polysomnography，PSG）和体动记录仪。

1. 多导睡眠监测

多导睡眠监测是经典的睡眠障碍诊断方法。该检查通过对脑电、眼动、下颌肌电的监测，评估患者睡眠分期、睡眠结构、睡眠效率、觉醒次数、呼吸、运动及行为改变等客观指标，是诊断阻塞性睡眠呼吸暂停综合征、异态睡眠和周期性肢体运动障碍的"金标准"。

2. 体动记录仪

体动记录仪是一种便携式睡眠监测仪器，能够在不影响日常生活的情况下进行连续的睡眠记录，具有方便易行、价格低廉、可居家监测等优点。测试者将体动记录仪佩戴于腕部或踝部，体动记录仪的传感器便可获取人体活动—睡眠—休息状态的变化，客观、定量地获取睡眠—觉醒周期参数。

四、健康睡眠有益大脑

人的一生约有 1/3 的时间是在睡眠中度过的，睡眠是人类生命中不可或缺的生理过程，良好的睡眠可以消除疲劳、促进体力与精力恢复、整合和巩固记忆、保护中枢神经系统等。良好的睡眠，一般具有以下特点。

1. 入睡快

上床 15 分钟左右就能睡着，一般不超过 30 分钟。适当的日间活动及体育锻炼，良好的睡眠环境，如声音、光线、温度和湿度等外在因素，均有助于夜间快速入睡。

2. 睡眠时长适当

不同年龄段人群的睡眠时长要求不同，一般认为，随着年龄的增长，需要的睡眠时长呈逐渐下降的趋势。据《健康中国行动（2019—2030）》建议：6 ～ 13 岁儿童每晚睡眠时长需要 9 ～ 11 小时；14 ～ 17 岁青少年每晚睡眠时长 8 ～ 10 小时；成年人每晚睡 7 ～ 9 小时；老年人每晚睡 7 ～ 8 小时（图 3-29）。

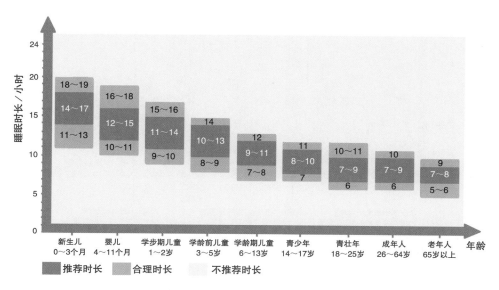

图 3-29 不同年龄段睡眠时长

睡眠时间并不是越长越好，研究发现，老年人睡眠时间过长（睡眠时间
≥9 小时）或过短（睡眠时间≤6 小时）都与认知受损有关。需要注意的是，
上述推荐睡眠时长只是不同年龄段人群的平均数，并不是所有人都必须睡
8 小时才算正常，睡眠时长存在个体差异，有的人一天睡 6 小时就能精力
充沛，这种情况无须担心。

3. 深睡眠要占足够比例

全夜睡眠并不是一成不变的，睡眠是以 90 分钟左右为一个周期连续
循环的过程，每一周期都是由浅睡眠开始逐渐到深睡眠，再回到浅睡眠，
最后是一段快速眼动期（rapid eye movement，REM）（图 3-30）。深睡眠
阶段的作用尤为重要，人的大脑皮层细胞在该阶段处于充分休息状态，各
种生命活动降到最低程度，脑垂体生长激素的分泌和释放达到高峰，这对
稳定情绪、平衡心态、恢复精力极为重要。

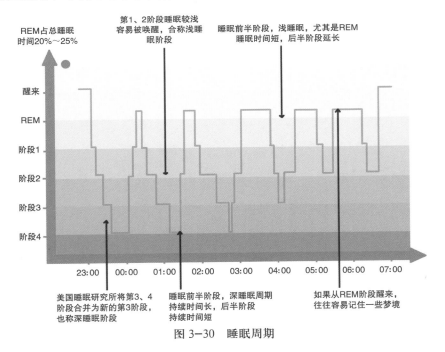

图 3-30　睡眠周期

4. 睡眠及觉醒符合昼夜节律

褪黑素是人体昼夜作息的"闹铃"，褪黑素的释放在日间光线照射下

被抑制，从而促使人体结束睡眠而逐渐清醒。顺应昼夜变化的作息规律比睡眠时间长短更重要。研究者发现，大脑排泄代谢废物的类淋巴系统的开放不仅受睡眠深度影响，也受睡眠节律影响。因此，大家应该在白天多接受光照，睡前避免看手机等电子产品。不少人晚上不睡，早晨起不来，长此以往，不仅睡眠质量变差，其代谢功能及精神心理也会受到影响。

五、睡眠障碍损害大脑

1. 睡眠障碍增加心脑血管疾病风险

睡眠时间不足、片段化睡眠、生物钟紊乱、阻塞性睡眠呼吸暂停综合征人群，易有交感神经和副交感神经的调节功能障碍及大脑神经递质紊乱，导致一系列自主神经功能失调的症状出现，主要表现为交感神经过度兴奋，如血压升高、心率加快、神经内分泌改变等，长期可致高血压、血糖异常、动脉粥样硬化等改变；过度觉醒会导致压抑食欲的瘦素（leptin）在血液中的分泌减少，导致热量摄入增多，体重增加，机体对胰岛素的敏感性下降。由此可见，睡眠紊乱可增加代谢性疾病如肥胖、2型糖尿病、血脂异常等的患病风险，同时还会增加患缺血性脑血管病及出血性脑血管病的风险。

2. 睡眠障碍与认知功能损害

睡眠是维持大脑高级认知功能，使个体精力充沛、思维敏捷的重要保障。研究结果显示，大脑中存在排泄代谢废物的系统——类淋巴系统（glymphatic）：大脑被蛛网膜包围，浸在脑脊液（cerebrospinal fluid，CSF）中，脑脊液通过由星形神经胶质细胞所控制的类淋巴管道系统流入大脑内部，当脑脊液快速流经脑组织时，便将多余的废物一并清理掉，这些废物包括有毒蛋白质，如与老年痴呆息息相关的 β - 淀粉样蛋白和 tau 蛋白。在睡眠状态下，特别是深睡眠状态下，脑脊液的流动速度与清醒状态下相比明显增加，此时类淋巴系统最为活跃。睡眠不足可能会造成大脑毒素堆积，未被清除的代谢垃圾可能会毒害脑细胞，从而影响人的记忆力及注意力。

3. 睡眠障碍影响精神心理健康

大脑健康除了大脑的结构和功能正常，还包括心理健康，即人能够及时调整自己的心态，使心理处于良好状态以适应外界的变化。睡眠障碍与焦虑抑郁等精神障碍之间存在相互作用。一方面，抑郁障碍可通过多种方式影响睡眠，包括影响睡眠效率、导致入睡时间增加、夜间清醒时间增加、整体睡眠时间缩短、睡眠慢波减少、改变 REM 睡眠等；另一方面，睡眠障碍可增加发生焦虑或抑郁的风险，降低焦虑抑郁患者对心理治疗干预的应答，并增加其症状的复发风险。

六、常用的睡眠调节方法

1. 心理治疗

心理治疗在睡眠障碍的治疗中起重要的作用。失眠认知行为治疗（cognitive behavioral therapy for insomnia，CBTI）是一种心理治疗方法，其通过纠正导致失眠的不当行为和错误认知，重塑有助于睡眠的认知模式，减轻对睡眠的焦虑，加强床、放松及睡眠之间的良性联系。形成规律的作息时间和健康的睡眠习惯，重塑睡眠生理周期，是首选的失眠治疗方法。长期来看，CBTI 的疗效优于药物疗法。

CBTI 主要包含 5 个部分，分别是睡眠卫生教育、刺激控制、睡眠限制、松弛疗法和认知疗法（图 3-31）。

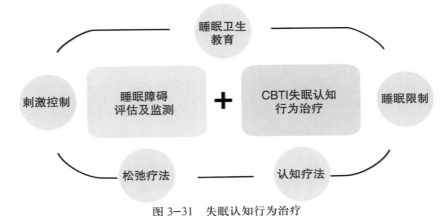

图 3-31　失眠认知行为治疗

CBTI 具体方法包括以下几点。

（1）睡眠卫生教育：①找出失眠患者不良的生活与睡眠习惯，如中午午睡时间过长、习惯性熬夜、睡眠时间太晚、睡前过度使用电子产品等；②培养健康的睡眠习惯，如每天早上或下午定期运动、限制喝酒（尤其是在晚饭后）、下午或晚上避免饮茶等；③营造舒适的睡眠环境，如改善睡眠环境的声、光、温度、湿度、空气流通性等。睡眠卫生是所有治疗方法的基础，但单独应用无效，需要与其他心理行为治疗方法联合运用。

（2）认知调整：减少对失眠的恐惧、焦虑，打破因为失眠而焦虑、越焦虑越失眠的恶性循环。临床上可通过睡眠障碍的信念和态度量表（DBAS）了解患者对失眠问题的非理性信念与态度，帮助患者重新树立起关于睡眠的积极、合理的观念，从而达到改善睡眠的目的。

常见的睡眠认知偏差包括：①晚上睡不够 8 小时就是睡眠不足，需要补回来；②晚上睡眠质量不好，第二天会"精神崩溃"；③失眠会对身体健康产生严重影响；④存在入睡困难时，应该睡在床上试图入睡；⑤躺在床上的时间越多，睡觉时间越多，睡眠质量越好；⑥服用安眠药后就很难戒掉，而且对身体有害。

（3）睡眠限制：失眠患者认为，入睡困难时应该继续躺在床上试图入睡，错误地认为躺在床上时间越多，睡觉时间越多，睡眠质量越好。久而久之，失眠患者在床与失眠之间建立了不良的条件反射，到了床上反而更睡不着。睡眠限制通过禁止日间小睡，增加夜晚的睡眠驱动力；缩短夜间睡眠的卧床时间，增加了睡眠的连续性，提高了睡眠效率，最终重新建立床与睡眠之间的良性反射。睡眠效率 =（实际睡眠时间 / 在床时间）×100%。

睡眠限制疗法的具体操作方法：

A. 记录睡眠日记：在开始睡眠限制疗法前一周和整个调整过程中，每天记录睡眠日记，避免日间打盹小睡。通过日记计算平均在床时间和平均睡眠时间。

B. 设定上床及起床时间：根据过去一周平均睡眠时间设定下一周的在床时间。例如，过去一周每天晚上 11 点睡觉，早上 7 点起床，但是实际上平均每晚只入睡了 5 小时，便可以将接下来一周的晚上上床时间设定为晚上 12 点，早上起床时间设定为早上 5 点半。（在床时间应不少于 5.5 小时，以保证一般日常休息量。）

C. 形成睡眠规律，避免白天补眠：在设定的一周内，严格执行设定的时间表。白天避免补眠，可通过运动保持清醒，并持续记录睡眠日记。

D. 根据睡眠日记调整在床时间：执行设定时间表一周后，根据睡眠日记计算平均睡眠效率，并根据结果调整下一周的在床时间。如果睡眠效率大于 90%，下周平均在床时间可增加 15 ～ 30 分钟；如果睡眠效率在 85% ～ 90%，下一周在床时间保持不变；如果睡眠效率低于 85%，下一周平均在床时间减少 15 ～ 30 分钟。重复上述步骤，直到睡眠效率稳定维持在 85% ～ 90%，此时的在床时间即为最佳在床时间。

（4）刺激控制：在没有睡意之前，不要上床躺着；只有感觉困倦、有睡意了才上床睡觉；床一般应只用于睡觉，不在床上阅读、看视频、吃东西等；不管每天晚上睡多长时间，调好闹钟，每天准时起床。这样有助于身体建立持久连续的睡眠节律。通过减少卧床时的觉醒时间来消除床与觉醒、沮丧、担忧等不良后果之间的消极联系，重建床与睡眠之间积极的联系。刺激控制疗法的基本要求见图 3–32。

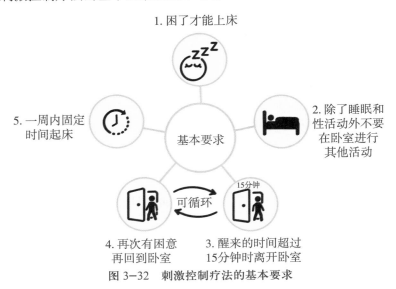

图 3–32　刺激控制疗法的基本要求

（5）松弛疗法：松弛疗法的原理在于通过身心松弛来减少紧张，抑制兴奋，降低警醒水平，诱导睡眠的发生。松弛的方法很多，如渐进性肌肉松弛法、正念冥想、生物反馈等。"正念"（mindfulness）源于佛教禅修，现在是一种系统的心理疗法，其核心是有目的、有意识地关注和觉察当下的一切，而对当下的一切又不作任何判断、分析和反应。正念身体扫描放松是正念冥想的基础练习，该方法对改善睡眠有良好效果，简单步骤如下：

调整卧室温度、光线、湿度等，躺在床上，闭上眼睛，自然呼吸，双手交叉叠放在腹部，感受床对身体的支撑感。伴随着呼吸，感受腹部随呼吸的扩张和收缩，直至身体完全放松下来。保持自然的呼吸节奏，随着吸气，想象气息从鼻腔进入，经腹部到达左腿，进入左脚，分散于左侧各脚趾；呼气时，感受气息从原先的路线返回。依次进行身体不同部位的扫描，如按左下肢、右下肢、左上肢、右上肢、头部等顺序进行（图 3-33）。

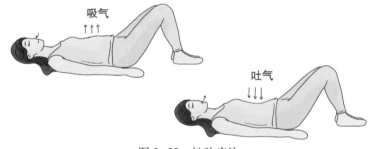

图 3-33　松弛疗法

在练习过程中，如果感受到身体某部位不舒服，无须特别关注，在呼吸中慢慢地缓解；如果出现注意力分散、走神，只需要渐渐把注意力带回到希望关注的身体部位上，不评判走神行为的好坏。练习过程中身体尽量保持静止，通过逐步的身体扫描很容易进入睡眠状态。

（6）多模式结合：在实际临床治疗中，医生会使用不同组成形式的多模式疗法（刺激控制、松弛疗法、睡眠限制）和睡眠卫生教育相结合。

2. 物理治疗

物理治疗是治疗失眠的补充技术，不良反应小，临床应用的可接受性强。常用的物理治疗包括光照疗法、重复经颅磁刺激（repeated transcranial magnetic stimulation，rTMS）、生物反馈疗法、经颅微电流疗法等。此外，针灸治疗、超声波疗法、音乐疗法等对于治疗失眠也有一定效果。

（1）光照疗法。光照疗法是一种自然、简单、低成本的治疗方法。光刺激影响位于下丘脑控制昼夜节律的视交叉上核（suprachiasmatic nucleus，SCN），抑制松果体褪黑素的分泌（图3-34）。光照治疗可以帮助建立并巩固睡眠昼夜节律，间接改善睡眠质量。但光照疗法可能会导致一些不良反应，如眼疲劳、眼干、头痛、恶心、呕吐等，大部分不良反应较轻微，通常可以自行缓解。光照疗法的效果与光源性质、光照强度、照射持续时间相关，因此该疗法应在医生指导下进行。

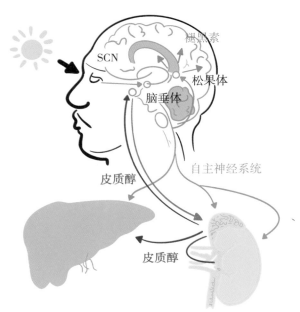

图 3-34　光照疗法原理

（2）重复经颅磁刺激（rTMS）。国内外较多 rTMS 治疗失眠症的报道证实了该技术是治疗失眠症的有效手段。rTMS 以一定频率和强度的磁场刺激某一脑区，低频 rTMS 抑制大脑皮质的兴奋性，能增加慢波睡眠的比例，加深睡眠深度（图 3-35）。

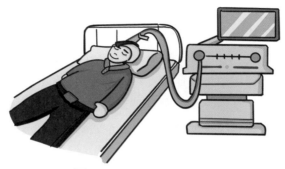

图 3-35　重复经颅磁刺激

七、助眠药物的选择及注意事项

在国内，由于失眠认知行为治疗的应用尚无法普及，助眠药物在睡眠障碍治疗中仍具有重要作用，合理选用助眠药物尤为重要。

1. 常用的助眠药物

（1）苯二氮䓬受体激动剂。苯二氮䓬受体激动剂对睡眠潜伏期、入睡后觉醒时间及总睡眠时间等睡眠质量指标均有不同程度改善。苯二氮䓬受体激动剂包括苯二氮䓬类药物和非苯二氮䓬类药物。

苯二氮䓬类药物主要包括艾司唑仑、地西泮、阿普唑仑、劳拉西泮、氯硝西泮。该类药物对焦虑性失眠的疗效较好，可增加总睡眠时间，缩短入睡潜伏期，减少夜间觉醒频率，但可显著减少慢波睡眠，导致睡后恢复感下降。使用该类药物时需要注意潜在的依赖性、次日残留的镇静作用、恶化慢性阻塞性肺疾病和阻塞性睡眠呼吸暂停综合征症状，以及突然停药引起的戒断综合征。

非苯二氮䓬类药物包括右佐匹克隆、佐匹克隆、唑吡坦、扎来普隆。该类药物半衰期短，催眠效应与苯二氮䓬类药物类似，但对正常睡眠结构破坏较少，比苯二氮䓬类药物更安全，且日间镇静和其他不良反应较少。

该类药物可以缩短客观和主观睡眠潜伏期，年轻患者和女性患者服用该类药物后疗效更明显。

（2）褪黑素及褪黑素受体激动剂。褪黑素及褪黑素受体激动剂用于治疗以入睡困难为主的失眠及昼夜节律失调导致的失眠。该类药物包括褪黑素缓释片、雷美替胺、阿戈美拉汀等。

（3）具有镇静作用的抗抑郁药。具有镇静作用的抗抑郁药属于超适应证用药，这类药物包括曲唑酮、米氮平、氟伏沙明、多塞平等，适用于抑郁和（或）焦虑伴发失眠症的治疗，失眠的治疗剂量低于抗抑郁作用所要求的剂量。

2. 助眠药物在使用过程中应遵从的原则

（1）应在病因治疗、CBTI和睡眠健康教育的基础上酌情使用助眠药物。

（2）助眠药物的使用剂量应个体化，从小剂量开始给药，达到有效剂量后不轻易调整药物剂量。

（3）按需、间断、足量服用助眠药物：①每周服药 3 ～ 5 天，而不是连续每晚用药；②需要长期药物治疗的患者宜按需服药，即预期入睡困难时，在上床前 5 ～ 10 分钟服药；③上床 30 分钟后仍不能入睡时服药；④比通常起床时间提前 5 小时以上，且无法再次入睡时服药；⑤当第二天日间有重要工作或事情时可于睡前服药。

（4）应根据患者睡眠情况来调整助眠药物的用药剂量和维持用药时间，如短于 4 周的药物干预可选择连续治疗，而超过 4 周的药物干预需要每个月定期评估。

（5）特殊人群，如儿童、孕妇、哺乳期妇女、肝肾功能损害者、重度睡眠呼吸暂停综合征患者、重症肌无力患者等，需要谨慎选用药物。

（廖金池　詹馥芳）

第四节　情绪管理

一、自我测评

人的大脑内部存在一个由前额叶皮质、杏仁体及其他相关部位构成的焦虑神经环路。研究发现，脑小血管病可能会引起皮质—纹状体—苍白球—丘脑—皮质（cortical-striato-pallido-thalamo-cortical，CSPTC）环路或其调节系统的损害，导致去甲肾上腺素、多巴胺和5-羟色胺功能紊乱，使得患者出现情绪障碍。此外，患者对疾病的不确定性、认知不足等因素均可能使患者出现焦虑、抑郁、情绪不稳等症状。因此，患者及其家属需要留意患者的情感表现，当患者出现以下症状时，需要及时就医进行专业评估。

（1）情绪和性格的变化：情绪低落、情绪不稳、经常感到委屈想哭，语言减少、不爱与人交往、多疑。

（2）睡眠不好：经常失眠、梦多、入睡困难，或睡眠不深、夜间易醒或早醒。

（3）无兴趣：对以前喜欢做的事情不感兴趣，不愿意参加社交活动，经常闭门不出。

（4）身体不适：常常伴有胃部不适、食欲下降和体重减轻，有时感到心慌、胸闷、气短、头晕头疼、周身疼痛等。

（5）能力下降：以前能胜任的工作和家务不能胜任，总感觉疲乏，懒得活动。

（6）悲观无价值感：对未来不抱希望，常常感到孤独、绝望、害怕和无助，经常自责，有时有自杀的念头。

情绪障碍不仅可能是脑小血管病的症状体现，不良的情绪也是导致血压控制不良、脑小血管病病情（尤其是认知功能障碍）加重的危险因素。当不良情绪出现时，应及时发现并进行干预治疗，不能忽视情绪问题。

目前已有许多手机软件可以用于记录心情，部分手机软件还可以提供表情符号以便使用者直观便捷地记录当下的心情变化（图3-36）。如果通过记录每日心情变化，发现长期心情低落、过度兴奋，都要警惕情绪障碍的发生。

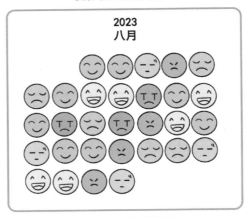

图 3-36　心情日记

二、什么是情绪障碍

情绪障碍是指由各种原因引起的，以显著而持久的情感或心境改变为主要特征的一组疾病，可表现为情感高涨或低落（图3-37），伴有相应的认知和行为改变，可有幻觉、妄想等精神病性症状；多数患者有反复发作倾向，每次发作多可缓解，部分可有残留症状或转为慢性，也称心境障碍、情感性精神障碍。

根据内容不同，可将情绪障碍分为以下3类。

（1）以程度变化为主的情绪障碍，包括情绪高涨、情绪低落、焦虑、恐怖等。

（2）以性质变化为主的情绪障碍，可表现为情绪迟钝、情绪淡漠、情绪倒错等。

（3）脑器质性损害的情绪障碍，以情绪脆弱、易激惹、强制性哭笑、欣快等较为常见。

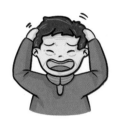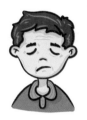

抑郁
烦躁
焦虑

图 3-37　情绪障碍

三、不良情绪的危害

脑血管疾病合并焦虑、抑郁情绪受到越来越多的关注。情绪是一种心理现象，高兴、愉快、欢乐、喜悦、轻松、欣慰、悲伤、害怕、恐惧、不安、紧张、苦恼、忧郁等都属于情绪活动。情绪分为积极情绪和消极情绪两大类。积极情绪对健康有益，消极情绪会影响身心健康。所谓不良情绪一般包括两种情形：一是过于强烈的情绪反应，二是持久性的消极情绪。长期不良情绪不仅会对人的心理健康产生危害，还会损害人的生理健康（图 3-38）。

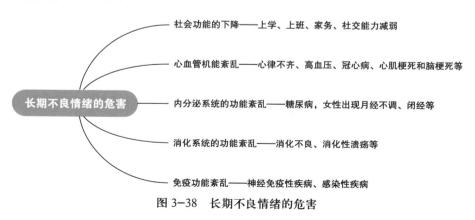

图 3-38　长期不良情绪的危害

四、心理平衡有益大脑健康

　　愉悦、高兴、欢乐、喜悦等都是积极良好的情绪体验，这些情绪可以提高大脑及整个神经系统的机能，使体内各器官的功能协调一致，有助于充分调动和发挥整个机体的潜能，有益于身心健康。喜悦适度，可使气血和调，内心快乐，全身舒适，于健康有益。《黄帝内经·素问》中的"喜则气和志达，营卫通利"，以及俗语中的"笑一笑，十年少；愁一愁，白了头"，都说明良好的情绪能促进人的身心健康。

　　良好的情绪能增强机体活力，从而提高机体免疫力，减少神经、消化等功能系统疾病。许多临床实践证明，积极开朗的情绪，对疾病预后有积极作用。心平气和、乐观豁达是长寿者的共同特点。

五、常用心理情绪评估工具

　　临床常用的心理情绪评估方法包括访谈法、观察法和测量法。临床评估工具可将情绪状况量化，在临床上被广泛应用。通过心理自评量表进行评估，能早期发现自己的情绪状况，并及时就医。常见的情绪自我测评工具包括焦虑自评量表（self-rating anxiety scale，SAS）与抑郁自评量表（self-rating depression scale，SDS）。患者可通过自我测评初步判断是否存在焦虑或抑郁状态。需要注意的是，焦虑、抑郁的诊断需要由经过专业培训的医务人员进行。因此，自我测评结果为可疑焦虑或抑郁状态的患者，应及时就诊，由医务人员进行专业评估，切勿自我耽误。

　　焦虑自评量表（表 3-10）由 20 个条目组成，可用于评估过去 1 周主观感受出现的频率及程度，其中第 5、第 9、第 13、第 17、第 19 项为反向计分条目。此量表可以自评方式由受试者自行填写，也可由他人逐条念给受试者，根据其回答代为填写。评定完成后，20 项得分相加所得结果即为评定粗分，将评定粗分乘以 1.25 后取其整数部分即为标准总分，标准总分 > 50 分者即为有焦虑情绪的存在。

表 3-10　焦虑自评量表

指导语：请仔细阅读并理解以下20条描述内容，根据最近1周的实际情况，在每条描述后最适当的选项上打"√"。

项目	没有或很少时间	少部分时间	相当多时间	绝大部分或全部时间
1. 我觉得比平常容易紧张或着急	1	2	3	4
2. 我无缘无故感到害怕	1	2	3	4
3. 我容易心里烦乱或觉得惊恐	1	2	3	4
4. 我觉得我快要崩溃了	1	2	3	4
5. 我觉得一切都很好，也不会发生什么不幸	1	2	3	4
6. 我手脚发抖、打颤	1	2	3	4
7. 我因为头痛、颈痛和背痛而苦恼	1	2	3	4
8. 我容易感觉衰弱和疲乏	1	2	3	4
9. 我觉得心平气和，并容易安静坐着	1	2	3	4
10. 我觉得心跳得很快	1	2	3	4
11. 我因为一阵阵头晕而苦恼	1	2	3	4
12. 我有晕厥发作，或觉得要晕倒似的	1	2	3	4
13. 我吸气和呼气都感到很容易	1	2	3	4
14. 我的手脚麻木和刺痛	1	2	3	4
15. 我因为胃痛和消化不良而苦恼	1	2	3	4
16. 我常常要小便	1	2	3	4
17. 我的手脚常常是干燥温暖的	1	2	3	4
18. 我脸红发热	1	2	3	4
19. 我容易入睡，并整晚睡得很好	1	2	3	4
20. 我做噩梦	1	2	3	4
总分				

抑郁自评量表（表 3-11）共有 20 个条目，量表测评的是最近 1 周内受试者出现各种症状的频率及程度，其中第 2、第 5、第 6、第 11、第 12、第 14、第 16、第 17、第 18、第 20 项为反向计分条目。此量表可以自评方式由受试者自行填写，也可由他人逐条念给受试者，根据其回答代为填写。评定完成后，20 项得分相加所得结果即为评定粗分，评定粗分乘以 1.25 的结果的整数部分即为标准总分，评定粗分除以 80 所得的数值即为抑郁严重度指数。抑郁自评量表标准总分 > 50 分为有抑郁症状；抑郁严重度指数 ≥ 0.5 为有抑郁症状。

表 3-11　抑郁自评量表

指导语：请仔细阅读并理解以下20条描述内容，根据最近1周的实际情况，在每条描述后最适当的选项数字上打"√"。

项目	从无	有时	经常	持续
1. 我觉得闷闷不乐，情绪低沉	1	2	3	4
2. 我觉得一天之中早晨最好	1	2	3	4
3. 我要哭出来或想哭	1	2	3	4
4. 我晚上睡眠不好	1	2	3	4
5. 我吃得跟平常一样多	1	2	3	4
6. 我与异性密切接触时和以往一样感到愉快	1	2	3	4
7. 我发现我的体重在下降	1	2	3	4
8. 我有便秘的苦恼	1	2	3	4
9. 我的心跳比平时快	1	2	3	4
10. 我无缘无故地感到疲乏	1	2	3	4
11. 我的头脑与平常一样清晰	1	2	3	4
12. 我觉得完成经常做的事情没有困难	1	2	3	4
13. 我觉得不安且平静不下来	1	2	3	4

续表3-11

项目	从无	有时	经常	持续
14. 我对将来抱有希望	1	2	3	4
15. 我比平常更容易激动和生气	1	2	3	4
16. 我认为做出决定是容易的	1	2	3	4
17. 我觉得自己是有用的和被需要的	1	2	3	4
18. 我的生活过得很有意思	1	2	3	4
19. 我认为我死了别人会生活得更好些	1	2	3	4
20. 平常感兴趣的事我仍然感兴趣	1	2	3	4
总分				

六、常用情绪调节方法

情绪本身无所谓好坏，关键在于怎样看待和调试，学会排解和释放不良情绪，对保持身体健康至关重要。下面的几种方式可以帮助大家更好地排解和释放不良情绪。

1. 正确认识情绪

正确识别负性情绪和正性情绪，了解情绪的波动规律。正确看待负性情绪，学会以理性的思维方式自我分析情绪，有时出现负性情绪仅仅是由于不了解事物的真相。

2. 呼吸调节法

呼吸调节法是一种通过调节呼吸来缓解紧张情绪的方法。具体方法为：缓慢吸气，吸入空气后稍停顿，然后自然而然地呼气，慢慢地把肺底的空气呼出来。调节呼吸的同时，肩膀、胸，直至

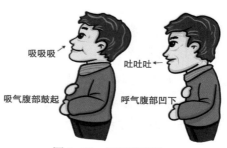

吸吸吸

吐吐吐

吸气腹部鼓起

呼气腹部凹下

图3-39　呼吸调节法

膈肌等都应感到轻松舒适。在呼吸时还要想象着将紧张感徐徐地驱逐，注意维持放松的节拍和速度（图 3-39）。呼吸调节可以在任何时候进行。

3. 渐进式肌肉放松训练

渐进式肌肉放松训练即为逐渐地、有序地使肌肉先紧张后放松，具体方法为：集中精力，首先收紧某一部位的肌肉 5 ～ 10 秒，然后放松该部位的肌肉 5 ～ 10 秒，按照一定的顺序（从头到脚）逐步紧绷和放松全身肌肉，通过体会肌肉一张一弛的不同感觉，逐步进入放松状态，最后达到身心放松的目的（图 3-40）。

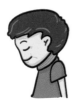

下巴贴胸
头前倾，下巴向
胸部靠近，颈部
紧绷，再放松

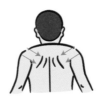

上背紧夹
两边肩膀向后用力，
背部夹紧再放松

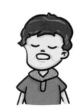

深吸扩胸
深吸气到胸部再
闭气10秒，再恢
复自然呼吸

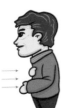

腹部紧缩
将腹部向内缩紧，
再放松

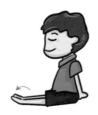

双腿前伸
将双腿前伸、打直，
大腿用力，再放松

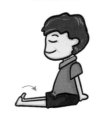

脚掌上扬
脚掌用力，向上翘起，
收紧小腿，再放松

图 3-40　渐进式肌肉放松训练

4. 音乐调节法

音乐调节法是一种通过音乐来调节情绪的有效方法。音乐可以影响大脑神经递质的分泌，降低应激水平，缓解生理和心理上的压力，同时促进大脑神经网络的重组，提升个体在情绪调控和社会交往等方面的能力。音乐调节法的实施方案需要根据个人的喜好和反应来制定，不同的音乐对于不同的人可能有不同的效果，如缓解焦虑抑郁时可以选择欢快、自然、舒缓的音乐。实施音乐调节法时还需要创造一个有利于音乐体验的环境，包括调整房间的光线和温度、使用舒适的座椅或躺椅、减少外界噪音干扰等。音乐调节法可以作为日常生活的一部分，定期进行以维持和增强其效果。

5. 情绪宣泄法

将负性情绪通过合适的途径宣泄出来，可使情绪恢复平静，恢复心理机能，医治心理创伤，解除内心障碍。宣泄负性情绪的方式包括找亲朋好友倾述自己的痛苦和不幸、痛哭一场、向密友诉说心里的不满情绪，也可以通过运动宣泄负性情绪。

6. 学会寻求支持

跟家人、朋友、医生建立良好的关系，积极参加医院、社会组织的病友会，与有共同经历的病友交流病情和症状，倾听其他人的意见和看法（图3-41）。发现自己需要帮忙时，积极向合适的对象发出信号，寻求支持，这样能建立积极向上的社会关系，从而保持心情愉悦。

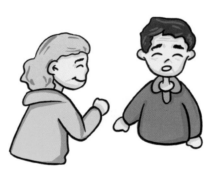

图 3-41　与周围的人交流以寻求支持

7. 食物疗法

研究显示，富含维生素 B 族、ω-3 脂肪酸、抗氧化剂等成分的食物除了可以提高记忆力、改善注意力，还有改善情绪的作用，可促进大脑健康（表 3-12）。

表 3-12　有利于调节情绪的食物

食物种类	作用	代表性食物
富含维生素B族的食物	叶酸、维生素B$_6$和维生素B$_{12}$等参与血清素和多巴胺等神经递质的合成，有助于提升心情，减轻抑郁情绪	燕麦和全麦食品、绿叶蔬菜（如菠菜、甘蓝）、豆类（如鹰嘴豆、黑豆）、坚果（如核桃、杏仁）和新鲜水果（如香蕉）
富含维生素E的食物	有抗氧化作用，有助于保护大脑免受氧化应激的损伤，减轻焦虑情绪	坚果（如核桃、杏仁）、植物油（如橄榄油、亚麻籽油）
富含维生素C的食物	有抗氧化作用，含大量的抗坏血酸，可与血清素、多巴胺和去甲肾上腺素相互作用，并能阻断谷氨酸受体，从而改善情绪	蓝莓、橙子、苹果、西兰花、菠菜等新鲜水果和蔬菜
富含镁剂的食物	镁被誉为"放松矿物质"，参与神经递质的合成和神经肌肉的正常功能，降低存在于神经细胞中的谷氨酸受体的活性，降低身体的应激反应，帮助减轻焦虑、改善睡眠质量和调节心情	绿叶蔬菜（如菠菜、莴苣）、坚果（如杏仁、腰果）和豆类（如黑豆、绿豆）
富含单不饱和脂肪酸和多不饱和脂肪酸的高脂饮食	富含必需脂肪酸，脂肪酸有利于增加脑源性神经营养因子的表达，从而对情绪状态产生有益影响	地中海饮食结构中的食物（多摄入蔬菜水果、橄榄油、豆类、全谷类食品及坚果）
多巴胺食物	促使大脑释放多巴胺（与快乐和幸福感相关的神经递质），增加脑内的β-内啡肽，改善情绪和放松身心	黑巧克力、南瓜子、苹果、香蕉、西瓜、草莓、杏仁、小麦胚芽、鸡蛋、三文鱼

七、情绪调节药物选择及注意事项

患者在必要时候可借助药物治疗来调节个体情绪，在用药过程中需要严格注意以下几点。

（1）必须在医生的指导下选择药物及确定用药剂量，切勿私自服用情绪调节类药物。

（2）严格遵医嘱用药，勿擅自增药、减药或停药，避免因血药浓度波动导致情绪症状的波动。

（3）了解所服用药物的名称、药理作用、治疗效果、可能的不良反应及预防处理方法等，并注意观察用药过程中情绪状态的改善效果。

（4）鼓励综合采用药物治疗与自我调节或心理治疗等多种方式进行情绪调节。

（樊萍　沈利平）

第五节　戒烟控酒

一、自我测评

对于有吸烟或饮酒习惯的脑小血管病患者可使用 Fagerstrom 尼古丁依赖检验量表（Fagerstrom test for nicotine dependence，FTND）和酒精使用障碍筛查量表（alcohol use disorder test，AUDIT）进行自我测评，以了解自身的尼古丁依赖程度和酒精依赖程度。

1. Fagerstrom 尼古丁依赖检验量表

Fagerstrom 尼古丁依赖检验量表（表 3–13）是目前应用最广泛的尼古丁依赖的自测量表，是公认的评估个体对尼古丁依赖程度的量化评定方法，此量表共有 6 个条目，按照受试者的答案计算量表的总得分，得分越高，说明尼古丁依赖程度越高。

表 3–13　Fagerstrom 尼古丁依赖检验量表

评估内容	0分	1分	2分	3分
早晨醒来后多长时间吸第一支烟	>60分钟	31~60分钟	6~30分钟	≤5分钟
是否在许多禁烟场所很难控制吸烟的需求	否	是	—	—
最不愿意放弃哪一支烟	其他时间	早晨第一支	—	—
每天抽多少支烟	≤10支	11~20支	21~30支	>30支
早上醒来后第一个小时是否比其他时间吸烟更频繁	否	是	—	—
卧病在床时仍然吸烟吗	否	是	—	—

注：0~3分为轻度依赖；4~6分为中度依赖；≥7分提示高度依赖。

量表得分不同表明对尼古丁的依赖程度不一样，戒烟的难度也不一样（表 3-14）。

表 3-14　FTND 评分标准

量表得分	尼古丁依赖程度	戒烟难度
0~3分	轻度依赖	这是最佳戒烟阶段，一般三天就能成功戒烟。
4~6分	中度依赖	这个阶段戒烟成功后会出现注意力不集中、睡眠质量下降、坐卧不安等症状。
≥7分	高度依赖	这个阶段的吸烟者很难依靠自己的力量成功戒烟。

2. 酒精使用障碍筛查量表

酒精使用障碍筛查量表（表 3-15）是由 WHO 制定的用于识别筛查危险饮酒和有害饮酒的自评量表，饮酒者可通过对自己近一年内的饮酒情况逐项打分。此量表共有 10 个条目，按照受试者的答案计算量表的总得分，得分越高，说明酒精使用障碍的风险越高。

表 3-15　酒精使用障碍筛查量表

条目内容	0分	1分	2分	3分	4分
1. 最近一年饮酒的次数是多少	从不	每月不到1次	每月2~4次	每周2~3次	每周至少4次
2. 最近一年，饮酒最多的一天所饮的酒量是多少"标准杯"	1~2杯	3~4杯	5~6杯	7~9杯	10杯以上
3. 最近一年，单次饮6个"标准杯"以上的次数为多少	从不	每月不到1次	每月1次	每周1次	每天或几乎每天1次
4. 是否一开始饮酒就无法立即停止	从不	每月不到1次	每月1次	每周1次	每天或几乎每天1次
5. 有没有因为饮酒而耽误要做的事情	从不	每月不到1次	每月1次	每周1次	每天或几乎每天1次

续表3-15

条目内容	0分	1分	2分	3分	4分
6. 在一次大量饮酒后，是否需要在次日早上喝一些酒才能正常生活	从不	每月不到1次	每月1次	每周1次	每天或几乎每天1次
7. 会不会在饮酒之后感到内疚或后悔	从不	每月不到1次	每月1次	每周1次	每天或几乎每天1次
8. 会不会因为饮酒而回忆不起来前一夜所发生的情况	从不	每月不到1次	每月1次	每周1次	每天或几乎每天1次
9. 有没有因为饮酒而使本人或他人受到损伤的情况	没有	—	有，但不在过去的1年	—	有，是在过去的1年
10. 有没有亲戚好友、医生或其他卫生工作者关心过您的饮酒问题，并劝过您戒酒	没有	—	有，但不在过去的1年	—	有，是在过去的1年

注：1 标准杯 ≈ 1 瓶 330 mL 啤酒 ≈ 100 mL 红酒 ≈ 半两白酒。

计算量表的得分，得分越高，酒精使用障碍的风险越高，须进行相应分级干预治疗（表3-16）。

表 3-16　AUDIT 评分标准

量表得分	酒精使用障碍风险等级
0～7分	低风险饮酒，可以继续保持节制饮酒的状态
8～15分	高风险饮酒，需要控制饮酒量或进行短期的戒酒，以保持身体的健康状态
16～19分	酒精有害使用，需要寻求专业人员的帮助，进行正规的治疗
≥20分	酒精依赖，需要寻求专业人员的帮助，进行正规的治疗

二、戒烟的必要性

吸烟对人体百害而无一利，烟草中含有多种有害物质，如一氧化碳、尼古丁和焦油。长期吸烟会对身体各个器官和组织造成伤害，吸烟时间越长，患病概率越大。吸烟可引发心脑血管病和许多肿瘤，吸烟者既损坏自身的健康，也损害被动吸烟者的健康。研究发现，吸烟是脑小血管病的相关危险因素之一，吸烟会破坏脑小血管病患者的脑白质结构的完整性，可导致认知功能的下降。随着吸烟时间增长，吸烟者患痴呆的风险显著增加。与一直吸烟的人相比，戒烟可以显著降低缺血性心脏病、卒中及其他心血管疾病的发生率，因此，越早戒烟越好。

三、常用的戒烟方法

很多吸烟者都知道烟草的危害，科学的戒烟方法可以大大增加成功戒烟的可能性，避免复吸。常用的戒烟方法有以下几种。

（1）坚定的信念是成功戒烟的关键。吸烟者下定决心戒烟后可告诉周围的人，接受同事、朋友和家人随时的监督和提醒。

（2）丢弃所有与吸烟相关的物品，如打火机、烟灰缸、香烟，远离吸烟的场所，尽可能避免参加可能吸烟的活动。

（3）增强体育锻炼，安排如跑步、游泳、骑车等体育活动，缓解精神紧张和压力，通过转移注意力来减轻烟瘾。

（4）向专业人士或机构寻求帮助（图3-42）。目前国内许多地方设有戒烟门诊，戒烟门诊针对吸烟者制定了专门的戒烟方式，对其讲述吸烟危害，帮助其树立成功戒烟的信心。同时，我国还有戒烟热线（400-8885531），戒烟热线可以根据吸烟者戒烟过程中遇到的各种困惑，提供

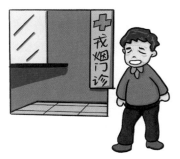

图3-42　寻求专业机构帮助

有效的解决方案，并增强吸烟者戒烟信念，协助吸烟者顺利戒烟。

（5）尼古丁替代法，该方法使用尼古丁替代品，如尼古丁的贴片、口香糖、喷鼻剂等。尼古丁替代品的使用剂量应逐渐减少，直至不需要为止。

（6）使用戒烟药物。盐酸安非他酮是其中一种戒烟药物，该药物不含尼古丁，能缓解戒断症状和吸烟渴求，是我国已被批准使用的戒烟处方药之一。戒烟者应在医生的指导下，根据戒烟情况正确使用戒烟药物。

四、酒精的选择

饮酒作为不少人的一种普遍的生活习惯，是导致脑小血管病认知功能障碍的相关危险因素之一，酒精的摄入增加了脑小血管病的发病风险。

一项发表于世界著名医学杂志《柳叶刀》的研究报道：酒精的最佳摄入量为 0，"适量饮酒有益健康"的说法并无有力证据支持。当然，饮酒对健康的危害程度取决于饮酒的量，如果每天纯酒精摄入量在 10 g 以下，患脑小血管病的风险与不饮酒相比只增加 0.5%；每天纯酒精摄入量在 10 g 以上，患脑小血管病的风险便会直线上升。若有必须饮酒的场合，建议将纯酒精的摄入量控制在 10 g 以内，相当于白酒 25 mL 以内、红酒 100 mL 以内或啤酒 250 mL 以内。饮酒时可根据所饮用的酒的度数计算摄入的酒精量（图 3-43），计算公式为：纯酒精摄入量（g）= 饮酒量（mL）× 酒的度数 × 0.8。

应避免空腹饮酒，空腹时酒精会被迅速吸收，因此空腹饮酒更容易醉酒。若需要饮酒，建议饮酒时进食，以减缓酒精的吸收。不建议同时混合多种酒类或酒类与无醇饮料混饮。混饮可能会增加酒精的吸收速率及饮酒量，甚至可能影响消化功能及大脑的神经功能。

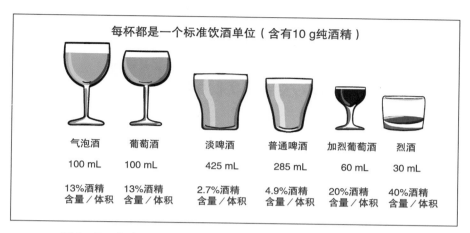

图 3-43 相当于一个标准饮酒单位（10 g 纯酒精）的不同酒的量

（刘萍 文科）

第六节　规范用药

一、用药误区

脑小血管病患者及一些长期服药的慢性疾病患者可能会出现用药的困扰（图3-44）。

"我虽然有高血压 / 糖尿病……，但最近没有不舒服了，药可以不用吃！"

"今天不舒服，肯定是症状加重了，多吃一片药就好了。明天没有不舒服就少吃一片药。"

"那谁说多吃些 ×××，那谁说去做做理疗扎扎针，慢慢地病就好了，不用吃药的！"

"广告上说 ××× 药效果特别好，没副作用，我得试试！"

"朋友说他在老家有偏方，治疗效果特别好，第二天就不难受了！我也得试试。"

"我这吃药都三年了，怎么还不好啊，是药三分毒，要不找找别的办法吧。"

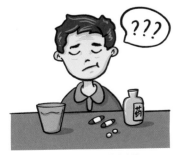

图 3-44　用药困扰

　　凭感觉用药，听信偏方、传言另寻他方拒绝吃药，听信广告商频繁换药，害怕"是药三分毒"而不愿长期坚持服药……这些均是错误的用药观点。

　　这些常见服药、用药错误观念导致患者随意增量、减量、停药、换药，最终造成疾病症状控制不良，甚至导致病情加重，严重者还会引起其他心脑血管并发症，甚至是死亡。

二、规范化用药的重要性

　　脑小血管病的规范用药尤为重要。目前对于脑小血管病的治疗主要为针对危险因素的治疗，比如高血压、糖尿病、高脂血症、高同型半胱氨酸血症、血清维生素 D 缺乏等，同时可使用抗血小板药物（如西洛他唑）保护血管内皮。规范合理地用药，可以有效地减缓疾病的进展。

　　规范化用药应以医生指导为准，切勿随意停药、加量、减量用药（图3-45）。

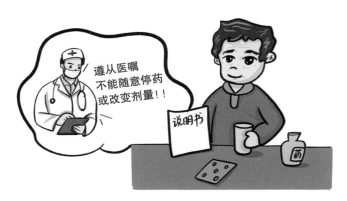

图 3-45　规范用药

（刘三鑫）

第七节　脑小血管病患者的随访管理

一、为什么要进行随访

脑小血管病是严重危害我国人民健康的常见疾病，由于该病多起病隐匿，容易被患者甚至临床医生忽视，呈缓慢进展特点。随访是指医院对曾在医院就诊的患者以通讯或其他的方式，定期了解患者病情变化和指导患者康复的一种观察方法。定期进行随访有助于医生动态了解脑小血管病患者的病情变化，根据患者情况动态调整治疗方案。患者及其家属也可以通过医院的随访及时向医生提出疑问，了解病情的变化和治疗效果，以便更好地配合治疗。

二、怎样进行随访

1. 随访的频率

随访频率一般根据患者病程进展情况选择在出院后的1周、1个月、3个月、6个月、1年进行。在随访期间如遇到患者有疑问，或者患者病情不稳定等特殊情况，会临时增加随访的次数。

2. 随访的方式

随访的方式有很多，包括通过门诊随访、开设健康热线、进行家庭随访、建立QQ群或微信群、定期开展疾病知识讲座等（图3-46）。定期随访可了解患者平日自我监测的情况，进一步知晓患者病情发

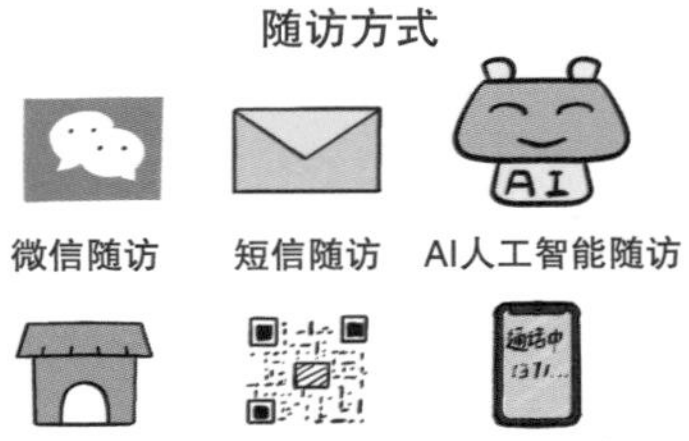

随访方式

微信随访　短信随访　AI人工智能随访

上门随访　二维码随访　电话随访

图3-46　随访的方式

展的情况，从而能够动态地监测、调整、指导患者进行治疗和护理，促进患者的康复和健康。

3. 随访的内容

在每次随访及复查过程中，医护人员会根据患者的病程有针对性地进行临床症状（如认知功能、运动功能、情绪状态及二便障碍等）检查、血压血糖控制情况检查、必要的血液检查、影像检查等。医护人员还会评价患者对疾病的自我管理能力及医疗依从性情况，以判断患者疾病复发或进展的风险，并调整对患者及家属的健康教育、随访频率、随访方式及进一步的治疗和护理计划，加强对薄弱方面的监督，以促进患者的康复。

患者对药物、运动、饮食、生活方式等方面的依从性，可通过慢性病患者医疗依从性调查表（表3–17）进行测评。量表共分为用药依从性、自我监测依从性、复诊依从性和行为改变依从性4个维度，共33个条目，每个条目1～5分，总分为165分，得分≥总分的80%判定依从，否则为不依从。患者可通过以下表格内容进行自测。

表3–17 慢性病患者医疗依从性调查

指导语：请根据生活中的日常行为和真实的感受，在认为最恰当的数字上打"√"。其中，1表示非常不同意，2表示较不同意，3表示一般，4表示较同意，5表示非常同意。

用药依从性					
序号	评价内容	1=非常不同意	2=较不同意	3=一般	4=较同意	5=非常同意
1	我会按规范的治疗方案用药（包括处方药和非处方药）	1	2	3	4	5
2	我不会随意更换医生开的药	1	2	3	4	5
3	我会按照医生处方开的顺序用药	1	2	3	4	5
4	我会按照医生处方开的药量用药	1	2	3	4	5

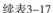

续表3-17

序号	评价内容	1=非常不同意	2=较不同意	3=一般	4=较同意	5=非常同意
5	我会按照医生处方开的次数用药	1	2	3	4	5
6	我会按照医生处方开的时间定时用药	1	2	3	4	5
7	我不会根据症状的好坏随意增减药量	1	2	3	4	5
8	我会在服药后出现不良反应时停药并咨询医生	1	2	3	4	5
9	我不会根据偏方等随意用药	1	2	3	4	5

自我监测依从性

序号	评价内容	1=非常不同意	2=较不同意	3=一般	4=较同意	5=非常同意
1	我知道监测的方法	1	2	3	4	5
2	我知道监测的条件	1	2	3	4	5
3	我会按医护人员的建议定期监测身体状况	1	2	3	4	5
4	我会按医护人员建议的测量种类进行身体测量	1	2	3	4	5
5	我会按医护人员建议的测量次数进行身体测量	1	2	3	4	5
6	我会按医护人员的建议在规定时间内进行身体测量	1	2	3	4	5
7	我会按照规定的监测条件进行监测	1	2	3	4	5
8	我会按医护人员的建议进行规范地记录	1	2	3	4	5

续表3-17

复诊依从性						
序号	评价内容	1=非常不同意	2=较不同意	3=一般	4=较同意	5=非常同意
1	我记得医生要求的复诊时间	1	2	3	4	5
2	我记得复诊的身体条件要求	1	2	3	4	5
3	我会按照医生要求的时间复诊	1	2	3	4	5
4	我会如实告诉医生自己的身体状况	1	2	3	4	5
5	我会按照医生要求的身体条件进行复诊	1	2	3	4	5
6	我会准备好复诊需要的病例等材料	1	2	3	4	5
7	我会记得医生复诊时的医嘱	1	2	3	4	5

行为改变依从性						
序号	评价内容	1=非常不同意	2=较不同意	3=一般	4=较同意	5=非常同意
1	我会听从医生的建议不吸烟或少吸烟	1	2	3	4	5
2	我会听从医生的建议不喝酒或少喝酒	1	2	3	4	5
3	我会把体重控制在合理范围内	1	2	3	4	5
4	我会根据疾病情况坚持体育锻炼	1	2	3	4	5
5	我会根据疾病情况遵守饮食标准	1	2	3	4	5

续表3-17

序号	评价内容	1=非常不同意	2=较不同意	3=一般	4=较同意	5=非常同意
6	我会尽量参加有益健康的社会活动	1	2	3	4	5
7	我会找到合适的途径减轻精神压力	1	2	3	4	5
8	我会保证良好的作息时间	1	2	3	4	5
9	我会保持精神愉悦	1	2	3	4	5

（左梦云　阮恒芳）

第八节 脑小血管病患者如何进行自我健康监测

脑小血管病的治疗及预后是一个需要"精打细算"的漫长过程，患者除了要对自身疾病的症状有清晰认识外，还需要对导致疾病发生的高血压、糖尿病等危险因素进行自我监测，在生活行为方式、饮食方式、运动习惯等多方面，不断监控、改进、坚持，维持相对健康、稳定的身体状态。患者日常家庭监测应注意以下事项。

一、血压的自我监测

高血压被认为是脑小血管病最明确、最重要的可干预危险因素。《中国高血压防治指南（2024 年修订版）》仍将中国高血压的诊断标准设定为 ≥ 140/90 mmHg。

（一）血压的范围

根据中国采用的血压诊断标准，正常血压值为高压（收缩压）/低压（舒张压）< 120/80 mmHg。正常高值血压高压（收缩压）为 120 ～ 139 mmHg，低压（舒张压）为 80 ～ 89 mmHg。诊室高血压诊断界定值为高压（收缩压）≥ 140mmHg，低压（舒张压）≥ 90 mmHg。家庭血压监测的平均值 ≥ 135/85 mmHg 时，表示确诊高血压或高血压尚未得到控制。

血压控制的最佳标准为 65 岁以下人群高压控制在 120 ～ 130 mmHg；低压控制在 70 ～ 80 mmHg；65 岁及以上人群的血压应控制在 < 140/90 mmHg；有糖尿病、心脑血管疾病、尿蛋白高等病史的患者，也应该将血压控制在 130/80 mmHg 以下。

（二）血压的监测

1. 血压监测工具

在患者的居家监测中，推荐使用上臂式袖带血压计测量血压，其余血压计并不推荐用于居家血压自我监测。

（1）听诊法台式水银柱血压计。这种血压计需要听诊者能准确分辨柯式音，因其专业性高和水银具有危险性，并不建议在居家监测中使用这种血压计，建议在专业人员指导下使用（图3-47）。

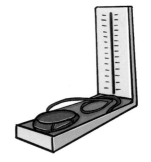

图3-47　台式水银柱血压计

（2）听诊法模拟台式水银柱或气压表式血压计。这种血压计同样需要听诊者能分辨柯式音，因此也不推荐在居家监测中使用。

（3）上臂式全自动示波法电子血压计。这种血压计临床研究证据较多，准确性高，测量的方式简洁易懂，可作为居家血压测量的优先选择（图3-48）。

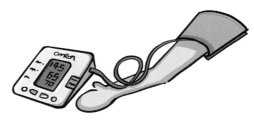

图3-48　上臂式全自动示波法电子血压计

2. 监测方式

（1）居家血压监测条件：上臂式血压计的血压测量方式与诊室血压测量方式相同，被测量者采取坐位测量，选择有靠背的椅子（也可以选择沙发或其他座位，不便下床的被测量者可选择在床上坐起，背后垫高），袖带捆绑时保持袖带下缘在肘弯往上1～2横指位置，松紧度以可刚好容纳2指为宜。测量时，将捆绑袖带的一侧前臂放在桌上，捆绑袖带的上臂中点与心脏保持同一水平，双腿放松，自然落地（图3-49）。袖带过紧或过松都会对测量结果产生影响。

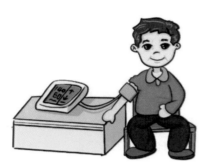

图 3-49 血压测量方式

（2）血压计选择条件：一定要通过正规渠道购买血压计，确保购买的血压计已通过标准化方案验证。购买血压计时应选择尺寸适合的袖带和气囊。多数血压计售卖时都配有适合大多数成人测量者使用的标准袖带（使用臂围为 22 ～ 32 cm），部分血压计会配有适合臂围较大的患者使用的袖带（粗臂袖带，使用臂围为 32 ～ 42 cm，适合健壮、肥胖的成人测量者使用）。如果测量者较为瘦小，上臂过细，则应选择细臂袖带（使用臂围为 17 ～ 22 cm）。血压计的使用方法可能会因血压计的类型、品牌等不同而有所不同，所以最好根据说明书或在卖家指导下学会正确用法后才用于血压监测，有疑问时还应咨询医护人员，保证血压计的正确使用。除此之外，血压计还需要定期校准，至少每年检查校准 1 次，可以在购买处或咨询医护人员进行校准。

（3）测量要点：

A. 无论是否有高血压病史，都建议进行血压监测。

B. 对于没有高血压的脑小血管病患者，建议每个月至少测量 1 次血压；对于患有高血压的患者，建议每天至少测量 1 次血压。如遇特殊情况无法保证测量频率，要根据患者自身情况测量。

C. 血压控制效果不理想或就诊前应每周测量 5 ～ 7 天，在血压控制良好的情况下应保证每周至少测量 1 次。

D. 测量时间可选择在每日早晨（起床后 1 小时内进行，在服用降压药物前、早餐前、剧烈活动前）和晚上（晚饭后、睡觉前）。

E. 测量血压前不要进行剧烈运动，且要在排空小便后测量。测量前应至少静坐 5 分钟，连续测量 2 ～ 3 次，间隔时间为 1 分钟。

F. 精神高度紧张的患者不建议家庭自测。

（4）监测记录：记录内容包括测量日期与时间（如几月几日在晨起或睡前）和测量结果（血压：收缩压 / 舒张压、平均压，脉搏）。为了提高家庭监测的质量，在血压测量期间还应记录早晨起床、晚上上床睡觉、进食及服药的时间（表 3-18）。

表 3-18 血压测量记录

日期	时间	血压测量值	是否服药	运动情况（内容/持续时间）	是否控制饮食	备注

3. 血压异常怎么办

（1）低血压。如果患者在服用降压药前已经出现低血压或测量的血压接近低血压的范围（90/60 mmHg），应该暂停服用降压药并咨询医生，确认是否可以继续服药或调整药量。突然出现的低血压是非常危险的，服用降压药后、进食后或突然从低体位改变为高体位时（坐着到站着）都可能会出现低血压，可能会伴有头晕、黑蒙甚至昏倒，这时需要立刻把患者移动到通风透气的位置（如果患者已经昏倒，不要轻易移动患者，应将患者平放，保持其周围空气流通），松解其衣领、裤带，让患者保持平卧姿势，测量其血压，确定患者是否为低血压。意识清醒的患者可适当喝水补充血容量。如果患者休息后症状仍不能缓解，应立即拨打急救电话"120"，随时监测患者的意识、呼吸、心跳、血压情况，等待救护人员的到来。

（2）高血压。一般来说，高血压患者应将血压控制在 140/90 mmHg 以下，伴有糖尿病等慢性疾病的患者将血压进一步控制在 130/80 mmHg 以下。若监测血压时出现偶然的高血压，不必紧张，有可能是监测时机不正确（如进食后、活动后），被测量者可以通过静坐、静躺休息改善，也可以听一些舒缓的歌曲，让自己尽可能地放松下来，避免让自己过度紧张、愤怒、兴奋，休息 15 ～ 30 分钟后再次测量血压。如果被测量者在充分休息后仍测量为高血压，甚至伴有头晕、头痛、恶心等症状，应即刻就医，建议拨打急救电话"120"，等待救护车期间要安静休息，保证环境通风、温度适宜。如果没有明显不适症状，但连续几天的测量血压都在较高水平，建议到社区门诊或附近医院复查。

（三）降压药的使用

降压药物要根据医嘱按时、按量服用，可通过血压日记辅助监测用药情况。一般首次服药时在血压日记中记录 1 次，之后每日按时服用相同药量，如有加用、减量、停用或漏服等特殊情况，应在血压日记对应时间记录，最好能详细记录出现特殊情况的原因及结果。

二、血糖的自我监测

长期高血糖会提高脑小血管病等心脑血管疾病发生和加重的风险，因此积极控制血糖是促进健康的长途中不可缺少的一关。

（一）了解血糖值

1. 糖尿病诊断标准

根据《中国 2 型糖尿病防治指南（2020 年版）》及美国糖尿病学会 2024 年最新《糖尿病诊疗标准》，空腹血糖（fasting plasma glucose，FPG）≥ 7.0 mmol/L、餐后 2 小时血糖（2-hour postprandial blood glucose，2hPG）≥ 11.1 mmol/L、糖化血红蛋白（glycosylated hemoglobin，HbAlc）≥ 6.5% 可被诊断为糖尿病（表 3–19）。

表 3-19　糖尿病诊断标准

	空腹血糖	餐后2小时血糖	糖化血红蛋白
正常	3.9～6.1 mmol/L	＜7.8 mmol/L	4%～6%
糖尿病	≥7.0 mmol/L	≥11.1 mmol/L	≥6.5%

2. 糖尿病患者的血糖控制标准

不同的糖尿病患者有不同的血糖控制标准（表 3-20）。

表 3-20　不同糖尿病患者的血糖控制标准

控制标准	空腹血糖	餐后2小时血糖	适用人群
良好控制标准	4.4～7.0 mmol/L	＜10.0 mmol/L	新诊断，病程短，低血糖风险低，没有应用胰岛素降糖治疗，自理能力好有良好辅助生活条件的糖尿病患者
中间过渡阶段标准	5.0～7.5 mmol/L	＜11.1 mmol/L	有低血糖风险，应用胰岛素进行降糖治疗，有伴发疾病如慢性病、心脑血管疾病，自我管理能力欠佳，希望在治疗调整中转向良好控制的糖尿病患者
可接受标准	5.0～8.5 mmol/L	＜13.9 mmol/L	伴有影响寿命的疾病，从严格控制血糖中获益有限，有严重低血糖发生史，反复合并感染，急性心脑血管疾病，完全丧失自我管理能力，缺少良好照护的糖尿病患者

（二）血糖的监测

1. 监测工具

（1）快速血糖测定仪（图 3-50）。目前普遍使用的快速血糖测定仪是通过采集外周毛细血管血来测定血糖值，也就是"扎手指"的方式，这样的血糖仪可以在网络上、商店里购买，购买时一定要选择通过国家安全质量检测的仪

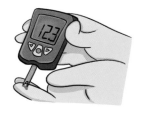

图 3-50　快速血糖测定仪

器。如果首次使用快速血糖测定仪，建议与医院内通过静脉血（抽血）测定的血清血糖值比较，了解大概的差值，以便在监测过程中更准确地了解自己血糖的结果。

使用血糖仪前要先阅读所使用的血糖仪的使用说明书，学习血糖仪的正确用法。建议根据血糖仪的使用说明书在规定时间内定期进行校准。

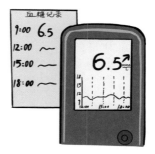

图 3-51 连续血糖监测仪

（2）连续血糖监测仪（图 3-51）。连续血糖监测仪可以用来动态监测 24 小时的血糖变化，目前市面上可购买的连续血糖监测仪一般可监测 3 ~ 14 天的动态血糖，但这种血糖监测仪需要定时通过指尖血糖来校准，使用的专业性较强，因此建议在专业医师的指导下使用。

2. 血糖监测模式

常用的血糖监测模式有 6 种（表 3-21），不同状态的患者可以选择不同的模式。新诊断或从未进行自我血糖监测的患者在有条件的情况下首选模式三或模式六；血糖得到稳定控制的患者可选择模式四；血糖控制相对稳定者可选择模式一；夜间有低血糖嫌疑可选择模式五；病情变化或合并急性、重症疾病时需根据病情和医疗条件选择模式二、模式三或模式六。

表 3-21 血糖监测模式

模式	测量时机	适用范围
模式一	早餐+晚餐前	是一种平常血糖的监测模式，尤其适用于每天注射2次预混胰岛素的患者
模式二	三餐前+晚睡前	可以观察到每天血糖的基础水平，监测有无低血糖发生的风险
模式三	三餐前+餐后2小时+晚睡前	较为全面，不仅能反映基础血糖和饮食对血糖的影响情况，还能帮助了解每日血糖的变化情况

续表3-21

模式	测量时机	适用范围
模式四	非同日，轮换进行不同餐前和餐后2小时的配对血糖监测	了解不同餐次的饮食和降糖药物的因果关系
模式五	凌晨2～3点或特殊需要时	一般作为必要时增加测量的时间点，了解凌晨有无低血糖发生风险，了解特殊情况时血糖变化
模式六	动态血糖监测（continuous glucose monitor，CGM）	需要详细了解血糖变化情况、血糖波动大、症状较重的急症患者

3. 监测方法

选择合适的快速血糖测定仪，选择合适的手指（无外伤、淤青）进行血糖测定，进行血糖测定采血部位一般选择指尖指侧，避开指腹位置以降低疼痛感。采血前先安装好试纸，使用无菌棉棒蘸取酒精（不使用碘酒，因为碘酒的颜色会影响血糖测量值的准确性）轻轻擦拭采血的位置，捏紧采血部位后进行采血。采血过程中不要触碰试纸的尖端，避免污染影响采血结果。如果使用连续

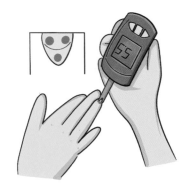

图3-52 指尖血糖监测方法

血糖监测仪进行血糖监测，根据说明书要求将辅助的探头佩戴好即可进行监测（图3-52）。

患者应根据医生的建议或者自身的需要选择合适的监测模式。患者在首次开始进行自我监测时，建议选择模式三；如果血糖控制在一段时间内相对稳定，可以选择模式一，每周至少监测血糖1～2天。如果存在夜间低血糖风险，可以增加模式五监测一段时间。

4. 血糖记录

如果购买的血糖仪具有自动将数据上传到软件或网站平台的功能，患

者只需要在每次检测完成后核对上传信息是否正确即可；如果血糖仪没有自动上传功能，患者可以采用笔记记录方式，建立属于自己的血糖监测日记（参考表 3-22），将每一次测量血糖的时间、时机（具体某一餐前、餐后、睡前、特殊时机）、血糖值记录在日记中，最好把每一餐的食物，或者进行的活动内容和时长也记录在血糖日记中，以便于了解血糖的变化及餐食和运动对血糖的影响。

表 3-22　血糖监测日记

日期	早餐前	早餐后2小时	午餐前	午餐后2小时	晚餐前	晚餐后2小时	睡前	凌晨3点
备注：								

（三）血糖的监管

俗话说"管住嘴，迈开腿"，想要把血糖控制在理想范围内，合理的饮食和运动是非常重要的。

1. 饮食

患者在饮食方面要注意各种营养成分的合理搭配，要保证能量的充足供应，但又不能摄入过多升糖快、含糖高的食物。主食最好选用粗粮、杂豆来代替精米精面（白面、米粉），或者用玉米、薯类这些富含膳食纤维且升糖指数较低的谷物食品代替；水果要选择含糖量低、升糖指数中等或较低的品类，如蓝莓、树莓、猕猴桃等；同时注意摄入种类丰富的蔬菜。建议患者采用少食多餐的饮食方式，放慢吃饭速度；遵循"先吃菜再吃主食"的进食顺序也有助于减少主食的摄入。

2. 运动

在运动的选择上要因人而异，原则上患者应选择自己能够长期坚持的、不会造成运动损伤的、有利于增加肌肉含量的运动方式。患者应保持每天至少运动 30 分钟。如果患者行走方便，建议在每餐进食后先做一些适量的近距离活动（散步等）再休息，以维持血糖的平稳。

3. 复查

患者在自我监测的同时，也需要每 3 ～ 6 个月到医院进行血糖和糖化血红蛋白的检测。如果餐后 2 小时血糖较餐前血糖增幅 >5 mmol/L，首先要调整主食量和进餐方式，尝试减少主食在餐食中的比重，增加蔬菜和蛋白质的摄入。如果血糖无法通过饮食和运动得到明显改善，应及时就医，遵从医生指导进行药物治疗。

4. 警惕低血糖的发生

低血糖的诊断标准为血糖 <2.8 mmol/L，而对于接受药物治疗的糖尿病患者而言，血糖 <3.9 mmol/L 即为低血糖。发生低血糖的原因可能是进食后胰岛素分泌延迟导致了反应性低血糖，也可能由于胰岛素和促胰岛素分泌的药物使用不当导致严重低血糖甚至危及生命。发生低血糖时，患者可能会出现明显的饥饿感，可能会伴有大汗淋漓、发抖、心悸、面色苍白，还可能出现头晕、精神难集中、想睡觉、感到疲惫或坐立不安，严重的低血糖甚至会引起昏厥、休克甚至死亡（图 3-53）。低血糖的初期可能不会有明显的症状，因此血糖的监测尤为重要。如果发生低血糖，应立即卧床休息，症状较轻时可进食糖、饼干、巧克力、糖果、馒头、面包、含糖果汁和糖水等能够快速升高血糖的食物。如果症状较重，应采取以上基础处理措施后立即就医。

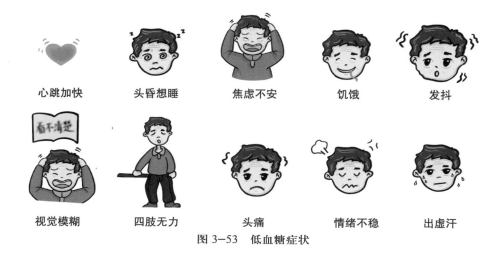

心跳加快　　　头昏想睡　　　焦虑不安　　　　饥饿　　　　　发抖

视觉模糊　　　四肢无力　　　　头痛　　　　情绪不稳　　　出虚汗

图 3-53　低血糖症状

（四）降糖药物的监管

同降压药一样，降糖药物一般不建议自行增减剂量或停用。应按时按量使用，并记录在血糖日记中，应注意记录服药的具体时刻（餐前、餐后、睡前）。若遇特殊情况（如自行增减剂量、未使用药物、增加使用次数等），应特别标注发生原因、有无不适症状、处理方式及后果。如果血糖控制不佳或使用降糖药时出现不良反应，建议及时到医院就诊。

三、肥胖

肥胖与糖尿病、高血压、高脂血症等慢性非传染性疾病的发生密切相关，也是心脑血管疾病的重要隐患，因此监测肥胖的相关指标，及时控制肥胖的发展非常重要。

（一）监测指标

1. 体质指数（BMI）
详见第三章第一节"健康饮食"相关内容。

2. 腰围、臀围及腰臀比

腰围、臀围和腰臀比常用来辅助肥胖的诊断，尤其是代谢性肥胖和向心性肥胖。当 BMI 测量困难时，选择这种测试法更加合适。腰臀比就是腰围和臀围的比值：腰臀比 = 腰围 / 臀围。腰围是健康的晴雨表，可直接反映脂肪总量和脂肪分布。据调查统计，大腰围的人过早死亡的风险最高可达到正常人的两倍。当成年男性腰围 ≥ 90 cm，成年女性腰围 ≥ 85 cm，或男性腰臀比大于 0.9，女性腰臀比大于 0.8 时，就可以诊断为成人向心性肥胖。

3. 体型

根据身上脂肪积聚的位置不同，肥胖可以呈现不同的体型。外周性肥胖（全身性肥胖、均匀性肥胖）在女性中较为多见。这种肥胖的特点是脂肪积聚在四肢和皮下，下半身脂肪较多，看起来上小下大，与梨的形状相像，所以常被称为"梨形身材"，又称"梨形肥胖"。向心性肥胖（腹型肥胖、内脏型肥胖）多见于男性，一般与糖尿病等代谢相关疾病与心血管疾病有关，是一种病态肥胖，特点是脂肪大量积聚在心脏、肾脏、肝脏等脏器，常导致心、肝、肾、胰脏等器官的功能紊乱。因为脂肪堆积在躯干部和腹内，身体呈现腰粗但四肢相对较细的形态，看起来像苹果一样，所以又称"苹果形身材"，也叫"苹果形肥胖"（图 3-54）。

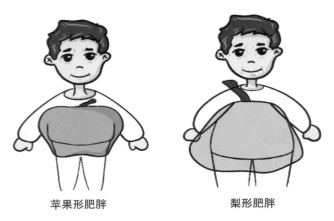

苹果形肥胖　　　　　　　梨形肥胖

图 3-54　苹果形肥胖与梨形肥胖

（二）监测方式

监测以上指标需要准备的工具包括体重秤、身高尺（或者长度大于身高的软尺或卷尺）和软尺。

患者可以通过监测以下3个指标来初步判断自己是否存在肥胖：①通过镜子观察自己的体型是否属于肥胖的体型；②定期称量体重，计算体质指数（BMI）；③测量腰围和臀围，再计算腰臀比的数值。

正确的腰围测量方法为清晨未进食前，自然站立，两脚分开25～30 cm，体重均匀分配，保持自然呼吸状态，不要挺胸收腹；用一根没有弹性，最小刻度为1 mm的皮尺，沿肚脐上方2 cm处水平绕腹部一圈。测量时平缓呼吸，不收腹或屏气。软尺松紧适宜，不产生明显压迫定位。建议请家人帮忙测量，以免产生视觉误差。测量时须脱掉或拉高上衣。可以重复测量2～3次后取平均值，保证测量的准确性。

根据《肥胖症诊疗指南（2024年版）》，正确的臀围测量方法为垂直站立，将软尺围绕从耻骨联合至臀大肌最凸出位置（即臀部最凸出的位置）一周，测量周径（图3-55）。可重复测量2～3次取平均值，保证测量准确。

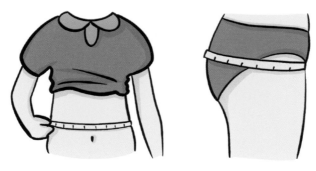

图3-55　腰臀围测量方法

如果以上3个指标均显示患者超重或者已经处于肥胖的范围，那就需要适当采取一些生活方式甚至医疗方式进行减肥，无论是饮食减肥法还是运动减肥法，都建议在专业人士的指导下进行。

小贴士

　　随着年龄的增加，身体自然衰老，老年人的体脂含量增加和脂肪分布改变是一种自然的生理适应过程，这时候适当地增加体脂含量对因骨量减少和外界应激的反应具有保护作用，也就是说，对老年人而言，适当的"变胖"反而是一种好事。只有过度肥胖、脂肪大量堆积在内脏及伴发疾病才是危险的因素。因此，老年人的减重治疗宜缓不宜快，宜少不宜多，避免减重过快导致体重显著下降，更要注意原发病的积极治疗。

（贾佳欣　阮恒芳）

·第四章·
脑小血管病特殊人群
健康管理要点

第一节　合并卒中事件患者的注意事项

一、卒中的评估

　　卒中，又称"中风"，是急性脑血管病，分为出血性卒中和缺血性卒中（图4-1），后者俗称脑血栓、脑梗死，占全部卒中的62%～82.8%，是导致人类残疾、死亡的重大疾病之一，给国家及患者家庭带来了沉重负担。我国卒中的发病率逐年上升，2021年7月至2022年6月，"中国居民心脑血管事件监测"项目初步结果发现我国18岁及以上居民卒中发病率为496.7/10万（年龄标准化率为338.6/10万）。我国卒中发病人群中，70岁以下患者的比例持续增加，呈现年轻化的趋势。卒中具有发病率高、

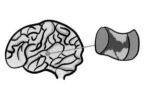

缺血性卒中

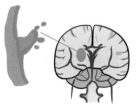

出血性卒中

图4-1　卒中分型

复发率高、致残率高和死亡率高及经济负担高的"五高"特点，是威胁我国国民健康的主要慢性非传染性疾病之一。

根据卒中分型，我国小动脉闭塞所致的脑小血管病约占缺血性卒中病因的30%。脑小血管病引起的卒中的复发率略低于大血管动脉粥样硬化引起的卒中的复发率，脑小血管病合并高血压1年卒中复发率为14%，其中不合并高血压者复发率为9.3%。对合并卒中事件的脑小血管病患者，我们更需通过早期评估发现高危复发人群，及早预防、及时诊断和给予有效治疗，这对降低卒中致残率和复发率极为重要。

1. 卒中的危险因素

卒中的发生与多种危险因素相关，可分为不可干预因素与可干预因素。不可干预因素主要有年龄、种族、遗传因素等；可干预因素主要有高血压、高血脂、高血糖、抽烟、饮酒、不合理饮食、超重或肥胖、缺乏运动、心理因素等（图4-2）。

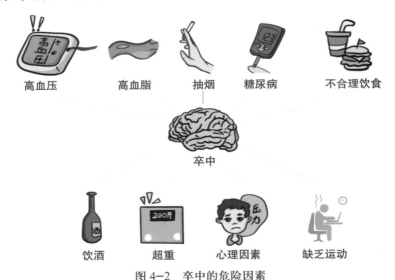

图 4-2 卒中的危险因素

2. 卒中发生风险评估

早期预防是减少卒中疾病负担的最佳途径。风险评估是识别卒中高危人群，明确预防重点的有效工具，对卒中一级预防具有重要意义。建议卒中高危人群定期到神经专科门诊进行风险评估。常用评估工具包括改良的弗明汉卒中量表（表4-1，表4-2）、卒中风险计算器、心房颤动患者缺血性卒中发生风险量表等。

表4-1　改良的弗明汉卒中量表（男性）

	分值										
	0	1	2	3	4	5	6	7	8	9	10
年龄/岁	54~56	57~59	60~62	63~65	66~68	69~72	73~75	76~78	79~81	82~84	85
未治疗收缩压/mmHg	97~105	106~115	116~125	126~135	136~145	146~155	156~165	166~175	176~185	186~195	196~205
治疗后收缩压/mmHg	97~105	106~112	113~117	118~123	124~129	130~135	136~142	143~150	151~161	162~176	177~205
糖尿病	否	—	是	—	—	—	—	—	—	—	—
吸烟	否	—	—	是	—	—	—	—	—	—	—
心血管疾病	否	—	—	—	是	—	—	—	—	—	—
心房纤颤	否	—	—	—	是	—	—	—	—	—	—
左心室肥厚	否	—	—	—	—	是	—	—	—	—	—

分值	10年卒中风险	分值	10年卒中风险	分值	10年卒中风险
1	3%	11	11%	21	42%
2	3%	12	13%	22	47%
3	4%	13	15%	23	52%
4	4%	14	17%	24	57%
5	5%	15	20%	25	63%
6	5%	16	22%	26	68%
7	6%	17	26%	27	74%
8	7%	18	29%	28	79%
9	8%	19	33%	29	84%
10	10%	20	37%	30	88%

表4-2　改良的弗明汉卒中量表（女性）

	分值										
	0	1	2	3	4	5	6	7	8	9	10
年龄/岁	54~56	57~59	60~62	63~65	66~68	69~72	73~75	76~78	79~81	82~84	85
未治疗收缩压/mmHg		95~106	107~118	119~130	131~143	144~155	156~167	168~180	181~192	193~201	202~216
治疗后收缩压/mmHg		95~106	107~113	114~119	120~125	126~131	132~139	140~148	149~160	161~204	205~216
糖尿病	否	—	—	是	—	—	—	—	—	—	—
吸烟	否	—	—	是	—	—	—	—	—	—	—
心血管疾病	否	—	是	—	—	—	—	—	—	—	—
心房纤颤	否	—	—	—	—	—	是	—	—	—	—
左心室肥厚	否	—	—	—	是	—	—	—	—	—	—

续表4-2

	分值										
	0	1	2	3	4	5	6	7	8	9	10
		分值	10年卒中风险		分值	10年卒中风险		分值	10年卒中风险		
		1	1%		11	8%		21	43%		
		2	1%		12	9%		22	50%		
		3	2%		13	11%		23	57%		
		4	2%		14	13%		24	64%		
		5	2%		15	16%		25	71%		
		6	3%		16	19%		26	78%		
		7	4%		17	23%		27	84%		
		8	4%		18	27%					
		9	5%		19	32%					
		10	6%		20	37%					

3. 如何快速识别卒中

（1）"中风120"口诀。"中风120"口诀是一种适用于大众的迅速识别卒中和即刻行动的策略："1"代表"看到1张不对称的脸"；"2"代表"查两只手臂是否有单侧无力"；"0"代表"聆（零）听讲话是否清晰"。如果通过这三步观察怀疑患者是卒中，可立刻拨打急救电话"120"（图4-3）。

（2）BEFAST评估。中国卒中学会在2021年推出了"BEFAST口诀"，该口诀在"FAST口诀"的基础上增加了对平衡能力和视力变化的关注，可以帮助医生更准确地识别后循环梗死的可能性。"B"即balance（平衡），指平衡或协调能力丧失，突然出现行走困难；"E"即eyes（眼睛），指突发的视力变化，视物困难；"F"即face（面部），指面部不对称，口角歪斜；"A"即arms（手臂），指手臂突然出现无力感或麻木感，通常出现在身体一侧；"S"即speech（语言），指说话含混、不能理解别人的语言；"T"即time（时间），指上述症状提示可能出现卒中，请勿等待症状自行消失，立即拨打急救电话"120"寻求医疗救助（图4-4）。

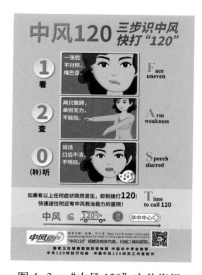

图 4-3　"中风 120"宣传海报

资料来源：http://www.stroke120.org。

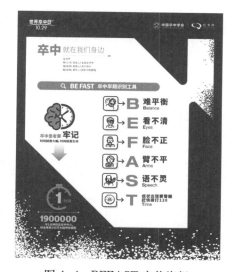

图 4-4　BEFAST 宣传海报

资料来源：http://zhiyuanzt.kechuangfu.com/
site/content/7098.html。

二、如何预防卒中发生或复发

1. 日常生活行为注意事项

（1）清淡饮食。

（2）适度加强体育锻炼。

（3）改正不良习惯，如戒烟限酒、避免久坐等。

（4）防止过度劳累。

（5）注意气候变化。

（6）保持情绪平稳。

（7）定期进行健康体检，发现问题早防早治。

2. 合并相关基础疾病患者的注意事项

（1）高血压患者，应注意控制血压，坚持服用降压药物。

（2）高脂血症患者，应注意控制胆固醇、甘油三酯、低密度脂蛋白，坚持服用降血脂药物。

（3）糖尿病患者和高危人群，应积极控制血糖。

（4）房颤或有其他心脏疾病者，应控制心脏病相关危险因素。

（5）提升以预防为主的健康意识，积极参与、配合当地医疗卫生机构开展卒中高危人群筛查、干预等活动（可关注所在城市的卒中急救地图和生活区域的卒中中心）。

三、防范意外事件——跌倒

跌倒是指在任何场所，未预见性地倒于地面或倒于比初始位置更低的地方，可伴或不伴有外伤（图4-5）。跌倒已被认为是卒中患者主要的并发症之一，可导致软组织损伤、骨折、出血甚至死亡等不良后果。在判定跌倒风险等级的同时，应根据评估确定的风险因素，采取针对性的预防措施。

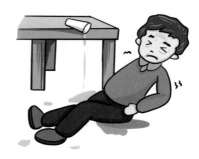

图4-5　跌倒

1. 跌倒风险评估

（1）评估跌倒风险因素。确定跌倒风险因素是准确识别跌倒高危人群的关键。卒中患者的跌倒风险因素包括：①一般风险因素，如年龄、性别、血压等；②疾病特定危险因素，如认知、运动、感觉功能障碍导致的体位控制受损、视觉空间缺陷等；③药物危险因素，如阿片类药物、精神药物、心血管药物等；④环境因素，如光线不足、地板光滑、台阶等；⑤心理因素，如跌倒恐惧者；⑥合并症，如糖尿病、心脏病、老年痴呆、关节炎等；⑦其他因素，如跌倒史、使用助行器、无照顾者陪同等（图4-6）。

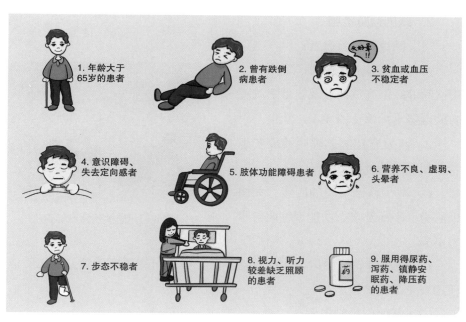

1. 年龄大于65岁的患者
2. 曾有跌倒病患者
3. 贫血或血压不稳定者
4. 意识障碍、失去定向感者
5. 肢体功能障碍患者
6. 营养不良、虚弱、头晕者
7. 步态不稳者
8. 视力、听力较差缺乏照顾的患者
9. 服用得尿药、泻药、镇静安眠药、降压药的患者

图 4-6 跌倒高危人群

（2）判定跌倒风险等级：按以下跌倒风险临床判定法（表 4-3），判定患者为跌倒低风险、中风险或高风险。

表 4-3 跌倒风险临床判定法

风险等级	患者情况
跌倒低风险	昏迷或完全瘫痪
跌倒中风险	存在以下情况之一： ①过去24小时内有手术镇静史； ②使用2种及以上高跌倒风险药物
跌倒高风险	存在以下情况之一： ①年龄≥80岁； ②住院前6个月内有2次及以上跌倒经历，或此次住院期间有跌倒经历； ③存在步态不稳、下肢关节和/或肌肉疼痛、视力障碍等； ④6小时内使用过镇静镇痛、安眠药物

2. 跌倒预防措施

（1）跌倒低风险患者：

A. 在床边、就餐区、卫生间、盥洗间等跌倒高危区域及腕带上放置防跌倒警示标识（图4-7）。

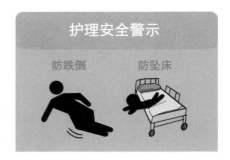

图4-7 防跌倒警示标识

B. 将日常用物、呼叫铃放在患者方便取用的位置。

C. 减少跌倒风险的因素，如协助肌力、平衡及步态功能训练改善步态不稳。

D. 使用带轮子的床、轮椅等器具时，静态时应锁定轮锁，转运时应使用安全带或护栏。

（2）跌倒中风险患者：

A. 执行跌倒低风险的预防措施。

B. 执行护理分级规定，确定患者需要照护的程度，按实施要求提供护理。

C. 告知患者离床活动时应有他人陪同。

（3）跌倒高风险患者：

A. 执行跌倒低、中风险的预防措施。

B. 由专人24小时看护，确保患者在照护者的视线范围内。

C. 每班床边交接跌倒风险因素及跌倒预防措施的执行情况。

（4）防跌倒"三部曲"：对于有跌倒中、高风险的患者，尤其是有体位性低血压的患者，应指导其转换体位时放缓速度，避免弯腰后突然站起，减少弯腰动作及弯腰程度。患者从卧位转为站位时，应遵循"三部曲"，即平躺30秒、坐起30秒、站立30秒后再行走（图4-8）。

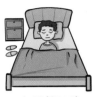 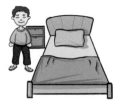

1. 平躺30秒   2. 坐起30秒   3. 站立30秒

图 4-8 防跌倒"三部曲"

四、如何进行康复锻炼

研究显示，患者病后 24 小时内生命体征平稳就可尽早开展运动功能康复干预，且发病至康复干预开始间隔应小于 3 天。相关研究认为，对于急性缺血性卒中患者，应尽早给予早期康复护理，刺激大脑皮质传递神经冲动，激活潜伏的神经通路和突触，从而实现功能恢复。调动患者积极性，取得患者理解，循序渐进，持之以恒，重视和指导社区及家庭康复。注意言语、认知、心理、职业与社会职能等的康复。早期进行康复治疗可预防卒中患者废用综合征的发生。

1. 保持良好的肢体位置及体位变换

床上良好的肢体位置是将患侧肢体置于抗痉挛的位置，适用于肌力在 0 ～ 3 级的患者，主要有患侧卧位、健侧卧位和仰卧位。

（1）患侧卧位（图 4-9）。患侧卧位是卒中后卧姿最重要的体位，该体位可拉长患侧，降低痉挛，增加患者对患侧的感知，而且健侧可自由活动。患侧肩关节前伸、外展（与躯干呈 80° ～ 90°），将患肩拉出，避免受压和肩胛骨后缩，患侧肘关节伸直，前臂旋后，保持手指伸展，掌心向上。患侧下肢保持髋关节伸展，膝关节微屈，同时保持患侧踝关节中立位。健侧上肢放在身上或身后软枕上，避免置于身前。健侧下肢屈髋屈膝向前跨过患侧，置于前方枕头上。

（2）健侧卧位（图 4-10）。健侧卧位是一个较好的体位，可将患肢置于抗痉挛体位，并预防压疮的发生。采用健侧卧位时患肩前伸，肘、腕、指各关节伸展，放在胸前的枕头上，上肢向头顶方上举，与躯干夹角成 100°，患腿屈曲向前放在身体前面的另一支撑枕上（支撑枕要足够长，能垫于足下），髋关节自然屈曲，避免足内翻。

（3）仰卧位（图4-11）。尽量少采用仰卧位，因为仰卧位容易诱发异常的反射活动，加重患者的痉挛模式，该体位只作为替换体位或在患者有需要时采用。采用仰卧位时患臂应放在体旁枕头上，肩关节前伸，保持伸肘，腕背伸，手指伸展，患侧臀部和大腿下放置支撑枕（薄薄的枕头即可），使骨盆前伸，防止患腿外旋，膝下可放置一个薄枕，使膝关节微屈。

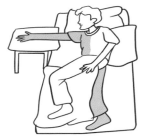
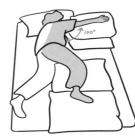
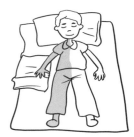

图4-9　患侧卧位　　　　　图4-10　健侧卧位　　　　　图4-11　仰卧位

2. 床上主动和被动肢体运动

（1）关节被动活动：进行关节被动活动时需要注意保护关节，动作要轻柔，以无痛为原则，重点进行肩关节、肘关节、腕关节、髋关节、膝关节的运动。关节被动运动要多次反复进行，活动量由小到大，为主动运动做准备（图4-12）。

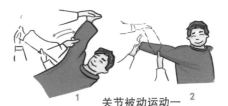

关节被动运动一

1.肩关节的屈曲伸展运动；2.前臂的旋前和旋后运动

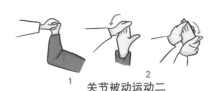

关节被动运动二

1.掌指关节的伸展屈曲运动；2.拇指的外展被动运动

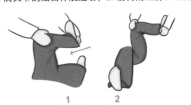

关节被动运动三

1.髋关节屈曲训练；2.髋关节的内旋运动

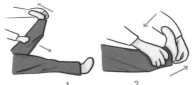

关节被动运动四

1.髋关节外展；2.踝关节背伸

图4-12　关节被动运动

（2）关节的主动运动：关节的主动运动是指患者主动用力收缩肌肉完成关节活动的运动，主动运动可以扩大关节的活动范围，增强肌力，增加肢体的血液循环，消除肢体肿胀。

（3）踝泵运动：取仰卧位，下肢伸展，缓慢用力将足背勾起至最大角度，保持 5 秒；然后下压足部，用力绷直脚尖，保持 5 秒（图 4-13）。每 10 个勾绷动作为 1 组，每次做 2 组，每日做 3 次或每 2 小时做 1 组。

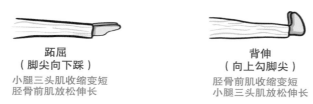

跖屈
（脚尖向下踩）
小腿三头肌收缩变短
胫骨前肌放松伸长

背伸
（向上勾脚尖）
胫骨前肌收缩变短
小腿三头肌放松伸长

图 4-13　踝泵运动

（4）直腿抬高训练：取仰卧位，膝盖伸直，收腹，缓慢抬高其中一侧下肢至大腿后部出现轻度紧绷感，将足背勾起，保持 3 ～ 5 秒，再缓慢放下（图 4-14）。每 10 个动作为 1 组，每次做 2 组，双下肢交替进行，每日做 3 次。

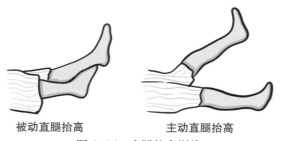

被动直腿抬高　　　　　　主动直腿抬高

图 4-14　直腿抬高训练

（5）Bobath 握手训练：双手掌心相对，十指交叉握手，患侧手拇指置于健侧手拇指掌指关节之上。患侧拇指在上，目的是防止前臂旋前，使拇指有较大的外展，同时保持肘关节伸展，健手带动患手上举不超过耳郭，然后双手返回胸前，如此反复，每次规范锻炼 Bobath 握手 15 组，每日做 3 次（图 4-15）。

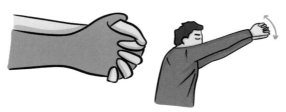

图 4-15　Bobath 握手训练

3. 坐起与步行训练

（1）坐起训练。坐起是步行和日常生活训练中最基本的动作。如果患者可以坐起来，将为其进食、排尿及上肢活动和功能训练带来较大的便利，进食将更加方便，患吸入性肺炎的风险显著降低，对促进患者康复、降低患者出现其他严重并发症风险有着重要意义。

A. 被动坐起训练：疾病稳定后初次坐起或长期卧床要坐起时，应采取逐渐增加角度的被动坐起训练方法。可先将床头摇起 15° ～ 30°，患者无不适后逐渐加大角度，每次增加 10° ～ 15°，增加坐位时间 5 ～ 10 分钟，经过 2 ～ 3 天的练习，在床上坐直达到 90°。当患者可在床上坐直达 90° 并能保持 30 分钟而无不适，则可进行独立坐起训练。

B. 独立坐起训练：患者将健侧足伸到患侧足下，健侧手协助翻身至健侧卧位，用健侧下肢将患侧下肢移至床边，双下肢屈髋屈膝，小腿垂在床边外，头离开床面，由健侧肘支撑逐渐转为手支撑，逐渐将躯干转为直立坐位。

（2）站立训练（图 4-16）。患者可借助支撑架或步行架进行站立训练。患者坐在椅子上，双腿分开，两脚平放在地上，手抓支撑架或步行架。在上肢的支撑下，身体慢慢倾斜，偏瘫侧的上肢被健侧的上肢抬起，然后健侧抬起。训练过程中，家属须注意患者的站立姿势，正确的站立姿势应为双脚平行站立，膝关节不弯曲，也不过度伸展，双脚完全接地，每次练习 10 ～ 20 分钟，每天练习 3 ～ 5 次。

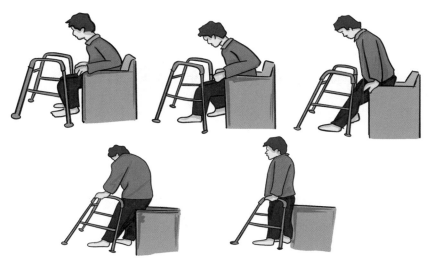

图 4-16 站立训练

（3）步行训练。偏瘫患者行走困难，家庭成员应给予患者信心，并鼓励患者进行锻炼。如果患者受累的肢体难以向前移动，可以从踩踏地面开始训练，逐渐练习走路，然后训练独立行走。早期步行训练困难的患者可以先进行轮椅训练，在轮椅上逐步锻炼腿部肌肉，最终过渡到步行训练。

由此可知，卒中患者的护理工作主要以肢体功能的训练和恢复为主，其主要的训练目的为提高患者的自理能力，改善患者的生活质量，减轻患者给家庭带来的负担，因此，卒中患者的康复训练需要从生活基础技能的锻炼开始，重点包括坐起训练、站立训练、行走训练等方面内容。为避免意外事件发生，训练时应有医护人员或家属陪同。

（杨石美 文科）

第二节 合并认知障碍患者的注意事项

一、认知评估

近年一些研究结果显示，脑小血管病变是认知障碍的主要原因之一。对于同时存在认知障碍的脑小血管病患者，应定期进行认知评估及训练，并加强患者的生活照顾及安全防护，提升患者生活质量。

脑小血管病合并认知障碍患者的常见表现为：①日常记忆力出现问题；②记不清当前所处时间和地点；③语言表达能力出现问题；④抽象思维能力障碍，如计算困难；⑤熟悉的事难以做好；⑥判断力障碍；⑦常用物品乱放等（图 4–17）。

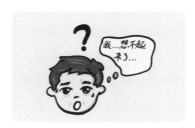
日常记忆力出现问题

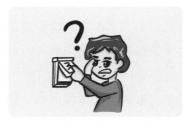
记不清当前的月份或年份

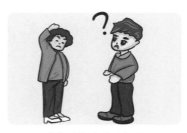
语言表达能力出现问题

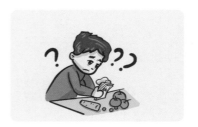
计算困难——购物买菜常犯糊涂

图 4–17 常见认知障碍表现

应对脑小血管病患者进行全面的认知功能域评估，评估的认知功能域包括记忆功能、执行/注意功能、语言功能、视空间结构功能、日常生活能力及精神行为等，应着重评估注意/执行功能。

1. 总体认知筛查及评估

选择有一定信度的量表，结果的解释须结合文化水平和生活背景。筛查结果可以协助评估患者病情的严重程度及作为治疗效果的对照，量化大脑的功能状态及动态变化，指导康复训练。

（1）记忆障碍自评量表痴呆筛查问卷8项，（8-item ascertain dementia，AD8，表4-4），记忆障碍自评量表是识别早期痴呆的一项简单、敏感的筛查工具。患者主诉或者知情者报告患者存在认知损害时，可以立即采用此量表进行自评。

表4-4　记忆障碍自评量表

在过去几年中认知问题出现的变化	是	否	不知道
1. 判断力出现问题（如做决定存在困难、错误的财务决定、思考障碍等）			
2. 兴趣减退，爱好改变，活动减少			
3. 不断重复同一件事（如总是问相同的问题、重复讲同一个故事或者同一句话等）			
4. 学习使用某些简单的日常工具或者家用电器、器械有困难（如空调、电视、遥控器、微波炉等）			
5. 记不清当前月份或者年份			
6. 处理复杂的个人经济事务有困难（如忘了如何对账、忘了如何交付水、电、煤气账单等）			
7. 记不住和别人的约定			
8. 日常记忆和思考能力出现问题			
总分			

注：回答"是"，计1分；回答"否"和"不知道"，计0分；总分为各项目得分总和。总分≥2分者提示存在认知障碍，需要进行进一步的认知评价；总分为0～1分者提示正常，但无法排除极早期认知功能障碍。

（2）简明精神状态检查量表（Mini-mental State Examination，MMSE）。简明精神状态检查量表是国内外应用最广的认知筛查表，是鉴别老年人健康和痴呆的初筛量表，被广泛运用于社区和医院。量表包括 5 个维度，总分 30 分，得分越高者认知功能越好。得分在 27 ～ 30 分为正常，得分 <27 分为认知功能障碍。痴呆划分标准：文盲 ≤ 17 分，小学程度 ≤ 20 分，中学程度（包括中专）≤ 22 分，大学程度（包括大专）≤ 23 分。轻度认知障碍（mild cognitive impairment，MCI）受教育程度的影响，文化程度较高的老年人在筛查时可能会出现假阴性结果，文化程度低的老年人在筛查时可能会出现假阳性结果。

（3）蒙特利尔认知评估量表（MoCA）。蒙特利尔认知评估量表对识别轻度认知障碍及痴呆的敏感性和特异性较高。量表包括 8 个维度，总分 30 分，得分 ≥ 26 分为正常，18 ～ 25 分为轻度 MCI，10 ～ 17 分为中度 MCI，得分 <10 分为重度 MCI。受教育年限 ≤ 12 年（高中水平）者得分应在测试结果分数上加 1 分，但总分不能超过 30 分。如果受试者不识字，无论其教育年限为多少，总分额外加 1 分，最高分不能超过 30 分。

（4）血管性痴呆评估量表。由专业人员评估，侧重于注意力、执行能力等总体认知功能的评测。

2. 各认知亚相神经功能评估

记忆力能力评估包括情景记忆检测等；注意力、执行能力的评估量表包括连线测试，史楚普色词测试，数字广度测试等。

3. 日常生活能力评估

由专业人员对患者进行基本日常能力和工具性日常生活能力评估。

4. 精神行为评估

详见第三章第四节"情绪管理"相关内容。

二、防范意外事件——走失

1. 走失风险评估

动态评估患者的走失风险，包括患者基本资料（年龄、文化程度），既往有无走失现象，有无谵妄或者意识模糊，有无情绪低落、焦虑抑郁等，有无时间、空间、定向力差和记忆力下降，有无使用抗抑郁、抗癫痫等药物。

2. 走失预防

确定患者的走失风险后，应立即启动防走失预案。

（1）告知家属患者现存或潜在的走失风险，建议24小时陪伴患者（图4-18）。

（2）为患者准备信息卡（缝在衣服上）或者佩戴黄手环（手环上有患者名字、家庭地址、联系人等信息），有条件者可为患者佩戴定位手表。

（3）与患者沟通时应注意技巧、有耐心，尽量使用通俗易懂的语言。到陌生环境后应告知患者及进行相关讲解，消除患者的陌生感，避免经常更换居住地，患者住所应有明显标志，使其容易辨认。

（4）患者住所尽量保持家门关闭，并安装摄像头及门禁。

（5）家属应保存患者近期的照片，向邻居、社区人员报备，以及时获得帮助。

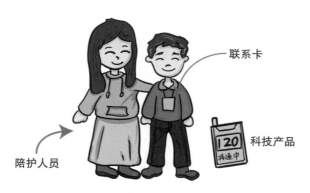

图4-18　3种常见的老人防走失措施

三、用药注意事项

（1）遵医嘱按时吃药，切忌多服或者漏服，认知障碍严重者应由照护者送服到口。

（2）使用药盒将药品按服药时间进行分装，药盒上应有明显标签，以提醒患者吃药。也可以使用智能药盒，以闹钟、震动、屏显等方式提醒患者服药。照护者可以在手机上设置患者服药提醒及查看患者吃药记录（图4-19）。

（3）照护者应关注患者用药情况，药物服用完毕后应陪同患者到医院复诊开药。

（4）关注患者的吞咽情况，必要时将药物切块或者磨碎（前提是药物适合磨碎）。

（5）发现患者误服或多服药物时，应立即前往急诊处理。

（6）观察患者有无出现不良反应，若出现不良反应，应立即与医生联系。观察患者服药后是否有好转，便于复诊。

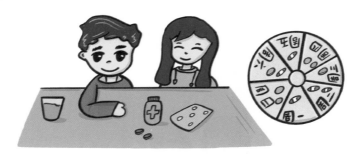

图4-19　认知障碍患者安全服药

四、如何进行认知干预

因干预方法、靶向治疗人群和治疗的目的各不相同，认知干预可分为认知刺激、认知康复和认知训练。根据患者的诊断结果和认知功能评定结果，以及患者的兴趣、爱好、生活方式进行评估，制订认知干预方案并指导家属和照护者对患者进行居家康复。

1. 认知刺激

（1）对象：轻度及中度认知障碍患者。

（2）形式与手段：团体活动、手工制作、主题讨论（如讨论时事、记忆词汇、回忆童年）（图4-20）。

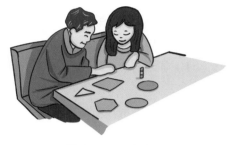

图4-20　认知刺激

（3）优点：

A. 患者可以参与那些经历过类似创伤事件的集体，分享共同的话题，交流彼此的经验，这种方式比让患者单独处理这些创伤事件效果好。

B. 可使患者产生亲近感，减少孤独感，获得感情支持，与病友共同探讨疾病，分享常用的应对策略可增加患者的自信感，促进彼此的信息交流。

C. 改善患者的社会及整体认知功能。

2. 认知康复

（1）对象：因认知功能障碍导致日常生活能力或社会功能受损的患者。

（2）形式：通过医生和照护者协作，采用个体化干预手段或策略。

（3）目标：维持和改善患者在日常生活中的独立性和关键个体功能。

（4）手段：结合患者日常生活能力进行训练，如进食、穿衣、洗漱、服药等。

（5）原则：康复治疗应该个体化，需要制定一个长期目标，尽可能地使患者恢复部分生活能力，如自我照料、家庭和经济管理、心理平衡及重归工作岗位等。

A. 根据认知障碍的特点，实施个体化训练。

B. 训练内容的设计应具有关联性，训练程度由易到难，循序渐进。

C. 刚开始训练时应注意环境安静，避免干扰，之后逐渐转移到接近正常生活或正常生活的环境中训练。

D. 基本技能的强化训练与能力的提高训练相结合。

E. 强化训练与代偿相结合。

F. 鼓励患者和家属共同参与。

3. 认知训练

（1）概念：通过对不同认知域和认知加工过程的训练来提升、增加认知储备。

（2）对象：痴呆前阶段患者和痴呆风险人群。

（3）形式：针对记忆力、注意力、执行功能和逻辑推理等一个或多个认知域进行训练。同时，虚拟现实技术、人工智能技术等途径的新型训练方式可提高整体认知功能。

（4）原则：①认知训练的实施要优先考虑综合性的训练方案及不同认知域的可塑性和个体差异；②针对被训练者的认知水平选择适宜的训练难度，并根据训练表现动态调整训练内容。

（5）传统方法。

A. 记忆力训练方法：通过动作、语言、声音、图像等信息刺激以提高记忆力。①提高瞬时记忆：采取记数字、询问日期、重述电话号码、回忆刚刚出示的钢笔、眼镜、钥匙等物品名称等方法训练患者的瞬时记忆能力；②训练短时记忆：通过出示数种日常用品（如钢笔、眼镜、钥匙等），5分钟后让患者回忆之前所出示的物品名称，或引导患者记忆一段信息，间隔一段时间后让患者复述记忆的信息，反复进行并逐渐延长间隔时间等；③维持长时记忆：与患者一起看老照片、回忆往事，鼓励患者讲述自己的故事及趣事等。

B. 定向力训练方法：包括提问法和背诵法。建议将定向力训练融入日常生活中，选择患者与之有感情的、感兴趣的时间、地点、人物的常识性记忆进行训练和强化。

C. 注意力训练：选择使注意力集中的作业活动或做患者感兴趣的活动使患者集中精力。根据患者的爱好选择相应的手工操作，如搭积木、拼图、填写、折纸等提高患者的兴趣并达到训练注意力的目的。对有注意力障碍的患者，开始训练时应在安静的或独立的环境中完成某项活动，之后再逐步恢复到正常的环境中进行实践活动。

D. 计算能力训练：根据病情选择难易程度，循序渐进，以简单算数运算为佳，也可为患者提供简易的棋牌游戏（如象棋、麻将、跳棋、扑克等）（图 4-21）。

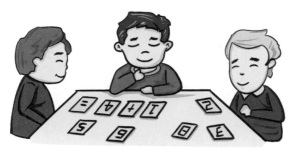

图 4-21　计算能力训练

E. 视空间与执行能力训练：可选择图画填充、图片分类、拼图等方式。参考日常生活能力量表，结合生活技能相关的条目进行针对性训练，如穿衣、如厕、洗浴、识别钱币、接打电话、开关电视，也可以练习更复杂的项目，如使用洗衣机、银行取钱等。

F. 语言交流能力训练：以患者能够接受的方式与患者进行交谈和互动，帮助其维持口语和交流能力，注重鼓励与表扬，遵循从易到难原则，可利用图卡命名和看图说话等方式锻炼表达能力（图 4-22）；通过抄写听写、看图写字、写日记等方式锻炼书写能力；通过朗读和歌唱激活患者大脑相应区域。

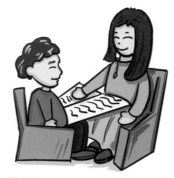

语言交流能力训练：如读报纸，主动与家人朋友沟通

图 4-22　语言交流能力训练

（6）计算机辅助方式：应用脑功能信息管理平台软件系统等电子设备，标准化、精细化、智能化、个体化、延续性追踪患者的情况。认知训练个体化，给

予合适的训练强度和充足的训练量：每次训练时间不短于30分钟，每周训练3次以上，强度应循序渐进。

（7）在认知训练的基础上联合生活方式干预，增加有氧锻炼、健脑手指操（图4-23）、太极拳和瑜伽等训练项目，或与虚拟现实、神经调控技术如经颅磁刺激和经颅电刺激等结合。

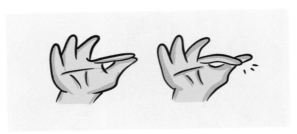

图4-23　健脑手指操

五、家属如何进行安全护理

建议根据患者的认知障碍程度进行分级照料，尽可能维持患者现有的生活自理能力，督促或协助患者料理生活，参加力所能及的社会活动。

（1）轻度认知障碍：此阶段患者的日常生活能力部分受损，需要照护者帮助患者维持和改善工具性日常生活能力，如处理财务、乘车、做家务、使用家电等。

（2）中度认知障碍：此阶段患者认知功能逐渐减退，日常生活能力降低，需要照护者帮助患者应对生活中的各种障碍。建议在照护者的协助下进行简单、有规律的生活自理，培养患者的自信心和安全感，陪同患者完成力所能及的任务，体会参与的乐趣。

轻中度认知障碍患者的安全护理包括：

A. 避免患者单独生活，应有专人照护。

B. 保持环境稳定、熟悉，不要随意改变患者的生活环境和患者常用物品的摆放位置（看得见、找得着），避免过多迁居。

C. 危险物品管理：危险品（有害、锐利的物品，如剪刀、绳子、菜刀等）应保管好，煤气、电源应有安全及报警系统。

D. 药物管理：详见第四章第二节"三、用药注意事项"相关内容。

E. 防跌倒护理：详见第四章第一节"三、防范意外事件——跌倒"相关内容。

F. 防走失护理：详见第四章第二节"二、防范意外事件——走失"相关内容。

G. 防自杀以及伤人护理：和患者沟通时掌握技巧，多开导和关心患者，不要使用刺激性语言，避免与患者发生正面冲突，必要时可就医并按指导使用精神类药物。

H. 防误吸护理：动态观察患者吞咽情况，食物、进食体位应适宜，发生呛咳或窒息时应立即就医，患者或照护者应学会海姆立克急救法及相关急救知识。

（3）重度认知障碍：此阶段患者基本丧失生活自理能力，需要重点关注其口腔卫生、营养状况、排泄，避免吸入性肺炎、压疮、深静脉血栓等并发症。

（詹馥芳　阮恒芳）

参 考 文 献

［1］《2020 ESC 运动心脏病学和心血管疾病患者的体育锻炼指南》主要心血管病运动推荐（一）［J］.实用心脑肺血管病杂志，2020，28（9）：15.

［2］《2020 ESC 运动心脏病学和心血管疾病患者的体育锻炼指南》主要心血管病运动推荐（二）［J］.实用心脑肺血管病杂志，2020，28（9）：20.

［3］《中国老年 2 型糖尿病防治临床指南》编写组.中国老年 2 型糖尿病防治临床指南（2022 年版）［J］.中国糖尿病杂志，2022，30（1）：2-51.

［4］北京医学会罕见病分会，遗传性脑小血管病全国协作组.中国遗传性脑小血管病临床实践工作建议［J］.中华内科杂志，2022，61（8）：848-859.

［5］陈英道，李育英，李海宁，等.脑小血管病的相关危险因素临床分析［J］.中国实用医药，2020，15（20）：30-32.

［6］翟征远，白晓悦，靖一志，等.食品中益生元的研发和应用研究进展［J］.食品科学技术学报，2024，42（2）：10-18.

［7］方艳，孙欣悦，杨静萍，等.卒中相关睡眠障碍非药物管理的证据总结［J］.中国护理管理，2022，22（10）：1534-1539.

［8］管成果，和巾杰，王婧.痴呆症综合认知功能评估工具的研究进展［J］.护士进修杂志，2023，38（12）：1092-1096.

［9］郭诗天，林辉，池菊芳.戒烟治疗的方法和新进展［J］.中国全科医学，2017，20（30）：3818-3822.

［10］国家老年医学中心，中华医学会糖尿病学分会，中国体育科学学会.

中国 2 型糖尿病运动治疗指南（2024 版）［J］.中华糖尿病杂志，2024，16（6）：616-647.

［11］简邦豪，陆正齐.炎症性衰老与增龄相关性脑小血管病［J］.临床内科杂志，2020，37（6）：406-408.

［12］江波，邹大进，马向华，等.生酮饮食干预 2 型糖尿病中国专家共识（2019 年版）［J］.全科医学临床与教育，2019，17（4）：291-295.

［13］李洪林.不同饮食模式与情绪心态的相互作用研究［J］.食品安全导刊，2022（33）：132-135.

［14］李晓娟，吴波.重视遗传性脑小血管病卒中的诊治［J］.华西医学，2022，37（6）：813-815.

［15］李志峰.解读《全民健身指南》——体育健身是防病治病的有效手段（三）［J］.中老年保健，2019（5）：36-37.

［16］刘城霞，朱虹全，朱文珍.脑小血管病神经影像国际标准 STRIVE-2 解读［J］.放射学实践，2023，38（7）：813-815.

［17］卢妍言.生活方式对老年人健康的影响研究［D］.上海工程技术大学，2020.

［18］路毅，邓文冲.不同运动方式对大脑结构及认知功能的调节作用及差异［J］.中国组织工程研究，2021，25（20）：3252-3258.

［19］闵连秋.脑小血管病与抑郁的最新进展［J］.中风与神经疾病杂志，2024，41（4）：309-313，385.

［20］潘珏，金文婷，王晓丹，等.中文版尼古丁依赖检测量表信度和效度的初步研究［J］.国际呼吸杂志，2010，30（5）：266-269.

［21］彭丹涛，邵文.脑小血管病相关认知功能障碍中国诊疗指南（2019）［J］.阿尔茨海默病及相关病，2019，2（3）：405-407+403.

［22］孙海燕，周婷婷，唐雪婷，等.痴呆患者睡眠障碍管理的最佳证据总结［J］.护士进修杂志，2023，38（6）：528-534.

［23］谭绍英，林晓丽，刘赞，等.重复经颅磁刺激联合认知训练对缺血

性脑卒中患者淡漠的效果研究［J］.中华护理杂志，2023，58（3）：282-288.

［24］唐睿，宋洪文，孔卓，等．经颅直流电刺激治疗常见神经精神疾病的临床应用专家共识［J］.中华精神科杂志，2022，55（5）：327-382.

［25］王东东，郁金泰，谭兰．遗传性脑小血管病认知障碍［J］.实用老年医学，2020，34（7）：635-639.

［26］王瑞青，孔宪菲，张华，等．世界卫生组织身体活动和久坐行为指南［J］.中国卒中杂志，2021，16（4）：390-397.

［27］王伊龙．脑小血管病的诊治现状及未来探索之路［J］.中国卒中杂志，2024，19（4）：363-374.

［28］吴春风，金波．生酮饮食治疗对人体各系统影响［J］.临床神经病学杂志，2016，29（6）：475-477.

［29］徐运．衰老相关的脑小血管病诊疗现状和亟待解决的问题［J］.中国卒中杂志，2020，15（4）：339-341.

［30］殷明越，刘骞，李汉森，等．运动间断久坐对糖、脂代谢与血管功能的急性影响、科学机理与应用建议：系统综述［J/OL］.中国运动医学杂志，1-21［2024-11-18］.https://doi.org/10.16038/j.1000-6710.2024 0809.001.

［31］于逢春，张晨．卒中相关睡眠障碍评估与管理中国专家共识2023［J］.中国卒中杂志，2023，18（2）：221-239.

［32］臧梦云．基于健康素养提升的慢性病患者医疗依从性研究［D］.南京中医药大学，2017.

［33］詹红丽，王雯．肠道菌群影响大脑途径的研究进展［J］.胃肠病学，2017，22（9）：572-574.

［34］张聪，杨国平，李圳，等．中文版酒精使用障碍筛查量表信度和效度评价［J］.中华流行病学杂志，2017，38（8）：1064-1067.

［35］张琪，刘腊梅．老年人步态与平衡评估工具研究进展［J］.中国慢性

病预防与控制，2022，30（4）：307-311.

［36］张玉梅，宋鲁平. 康复评定常用量表［M］. 2 版. 北京：科学技术
文献出版社，2019：11-13.

［37］赵文华，李可基. 中国成人身体活动指南［M］. 北京：人民卫生出
版社，2011.

［38］中国高血压防治指南修订委员会，高血压联盟（中国），中国医疗
保健国际交流促进会高血压病学分会，等. 中国高血压防治指南
（2024 年修订版）［J］. 中华高血压杂志（中英文），2024，32（7）：
603-700.

［39］中国睡眠研究会，张斌，艾思志，等. 失眠数字疗法中国专家共识［J］.
中国全科医学，2024，27（4）：381-390.

［40］中国研究型医院学会脑小血管病专业委员会《中国脑小血管病诊治
专家共识》编写组，胡文立，黄勇华，等. 中国脑小血管病诊治专
家共识 2021［J］. 中国卒中杂志，2021，16（7）：716-726.

［41］中国营养学会. 中国居民膳食指南（2022）［M］. 北京：人民卫生
出版社，2022.

［42］中华护理学会. 成人住院患者跌倒风险评估及预防：T/CNAS 09-
2020［S］. 北京：中国标准出版社，2020.

［43］中华护理学会. 认知障碍患者激越行为非药物管理：T/CNAS 06-
2019［S］. 北京：中国标准出版社，2019.

［44］中华医学会放射学分会神经学组. 脑小血管病 MRI 规范化应用专家
共识［J］. 中华放射学杂志，2024，58（1）：6-17.

［45］中华预防医学会，中华预防医学会心脏病预防与控制专业委员会，
中华医学会糖尿病学分会，等. 中国健康生活方式预防心血管代谢
疾病指南［J］. 中华糖尿病杂志，2020，12（3）：141-162.

［46］中华预防医学会微生态学分会. 中国微生态调节剂临床应用专家共
识（2020 版）［J］. 中国微生态学杂志，2020，32（8）：953-965.

［47］BERROCAL-IZQUIERDO N，BIOQUE M，BERNARDO M. Is

cerebrovascular disease a silent condition in patients with chronic schizophrenia-related disorders？［J］. International clinical psychopharmacology，2017，32（2）：80–86.

［48］BHASKARAN K，DOS-SANTOS-SILVA I，LEON D A，et al. Association of BMI with overall and cause-specific mortality: a population-based cohort study of 3.6 million adults in the UK ［J］. The lancet diabetes & endocrinology，2018，6（12）：944–953.

［49］CHEN F T，HOPMAN R J，HUANG C J，et al. The effect of exercise training on brain structure and function in older adults: a systematic review based on evidence from randomized control trials［J］. Journal of clinical medicine，2020，9（4）：914.

［50］DEY A K，STAMENOVA V，TURNER G，et al. Pathoconnectomics of cognitive impairment in small vessel disease:a systematic review［J］. Alzheimer's & dementia，2016，12（7）：831–845.

［51］DONNEZAN L C，PERROT A，BELLEVILLE S，et al. Effects of simultaneous aerobic and cognitive training on executive functions，cardiovascular fitness and functional abilities in older adults with mild cognitive impairment［J］. Mental health and physical activity，2018，15：78–87.

［52］DUERING M，BIESSELS G J，BRODTMANN A，et al. Neuroimaging standards for research into small vessel disease-advances since 2013［J］. The lancet neurology，2023，22（7）：602–618.

［53］LI Q，YANG Y，REIS C，et al. Cerebral small vessel disease［J］.Cell transplantation，2018，27（12）：1711–1722.

［54］GBD 2016 ALCOHOL COLLABORATORS. Alcohol use and burden for 195 countries and territories，1990–2016: a systematic analysis for the Global Burden of Disease Study 2016［J］. Lancet，2018，392（10152）：1015–1035.

［55］IZQUIERDO M，MERCHANT R A，MORLEY J E，et al. International exercise recommendations in older adults（ICFSR）：expert consensus guidelines［J］. The journal of nutrition，health & aging，2021，25（7）：824-853.

［56］PANDEY A，SALAHUDDIN U，GARG S，et al. Continuous dose-response association between sedentary time and risk for cardiovascular disease: a meta-analysis［J］. JAMA cardiology，2016，1（5）：575-583.

［57］SOFOU K，DAHLIN M，HALLBÖÖK T，et al. Ketogenic diet in pyruvate dehydrogenase complex deficiency: short-and long-term outcomes［J］. Journal of inherited metabolic disease，2017，40（2）：237-245.

［58］VAN AGTMAAL M J M，HOUBEN A J H M，POUWER F，et al. Association of microvascular dysfunction with late-life depression: a systematic review and meta-analysis［J］. JAMA psychiatry，2017，74（7）：729-739.

［59］VARADY K A，CIENFUEGOS S，EZPELETA M，et al. Clinical application of intermittent fasting for weight loss: progress and future directions ［J］. Nature reviews. Endocrinology，2022，18（5）：309-321.

［60］YAMAMOTO Y，KOJIMA K，TAURA D，et al. Human iPS cell-derived mural cells as an in vitro model of hereditary cerebral small vessel disease［J］. Molecular brain，2020，13（1）：38.